便秘解消　ダイエット　免疫力アップ

さまざまな健康効果を最大化する！

善玉酵素で腸内革命

國澤 純
国立研究開発法人 医薬基盤・健康・栄養研究所
ワクチン・アジュバント研究センター センター長

生活社

これまでの腸活の食べ方

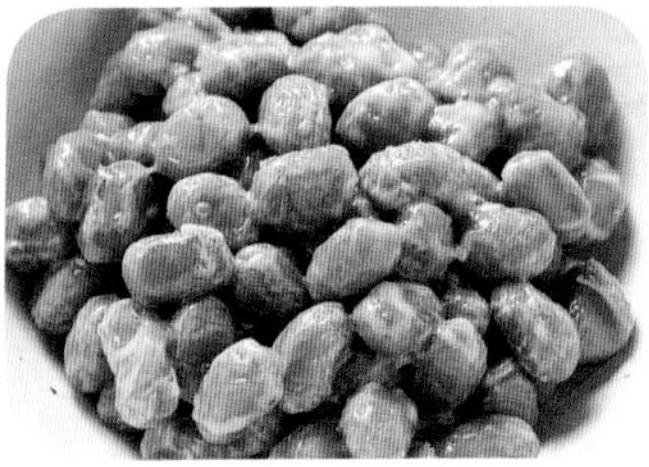

納豆

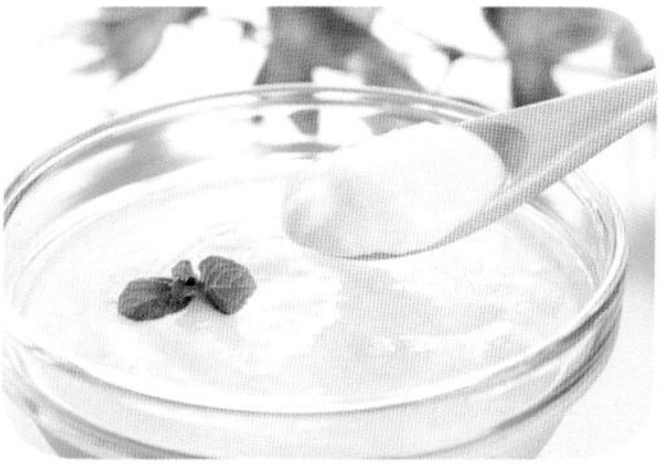

ヨーグルト

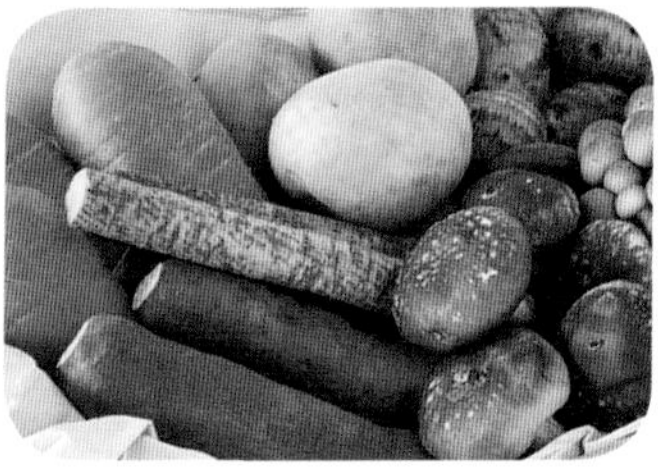

食物繊維

腸内環境をよくするために
食べているものって何ですか？

上のような食材を
意識して食べてませんか？
間違っているわけではないのですが、
じつは、この食べ方はもう古く、
もっと効果的で新しい
「腸活の食べ方」があるのです。

新しい腸活の食べ方

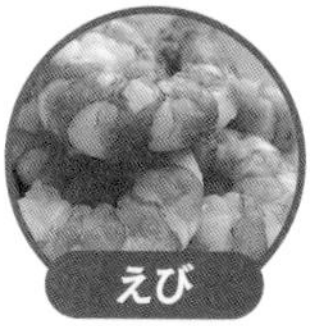

×
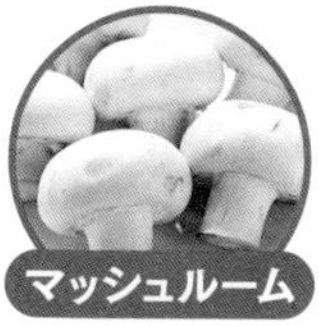

＝ 免疫力アップ！

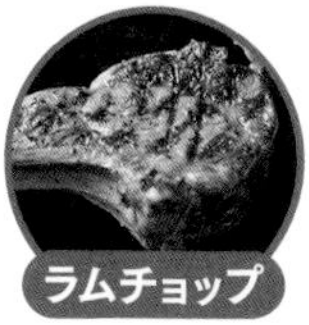

×
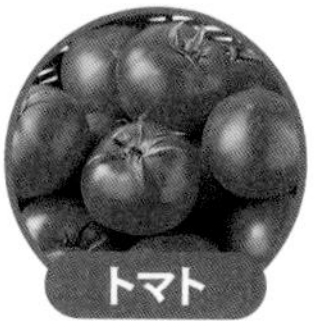

＝ 肥満対策！

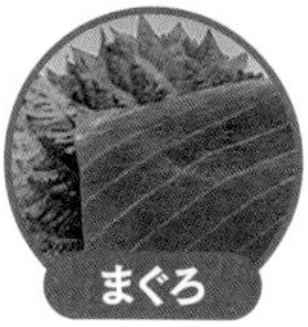

×
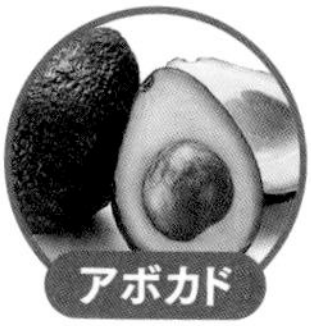

×
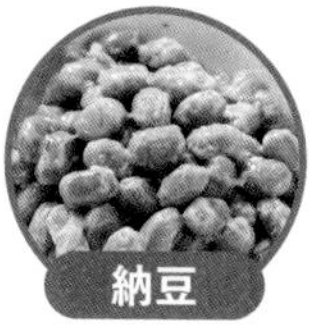

＝ アレルギー対策！

じつは最新研究で、
食材の食べ合わせ方で
健康効果が変わることが
わかってきています。

その「新しい腸活の食べ方」の
ポイントは、

ずばり「**酵素**」です。

これまでの腸活の考え方

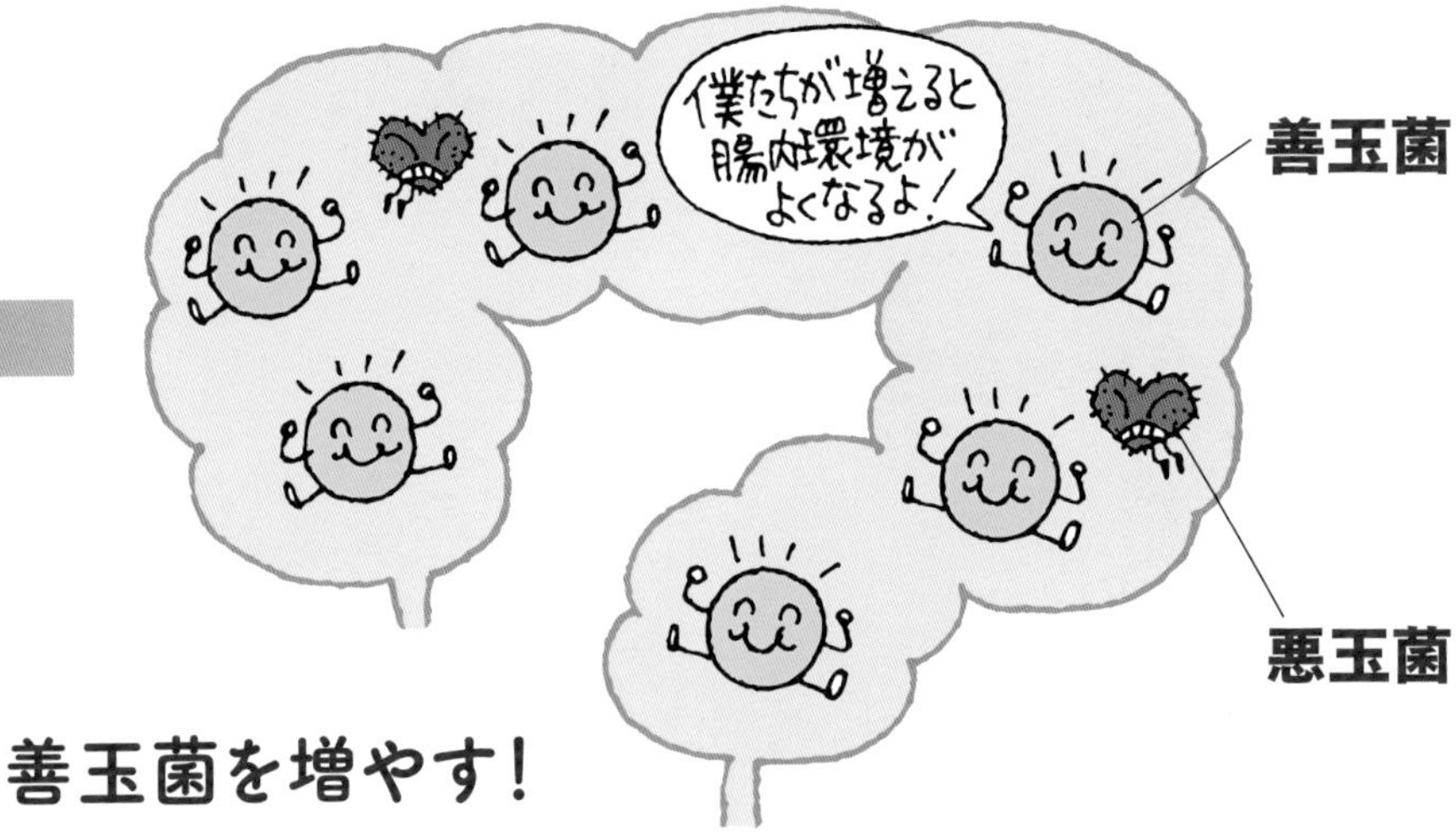

これまでの腸活は
「善玉菌を増やそう！」でした。
それも大事ですが、
健康にとって本当に重要なのは、
善玉菌が作る
〝健康にいい物質〟です。
そして、〝健康にいい物質〟を
実際に生み出しているのは、

新しい腸活の考え方

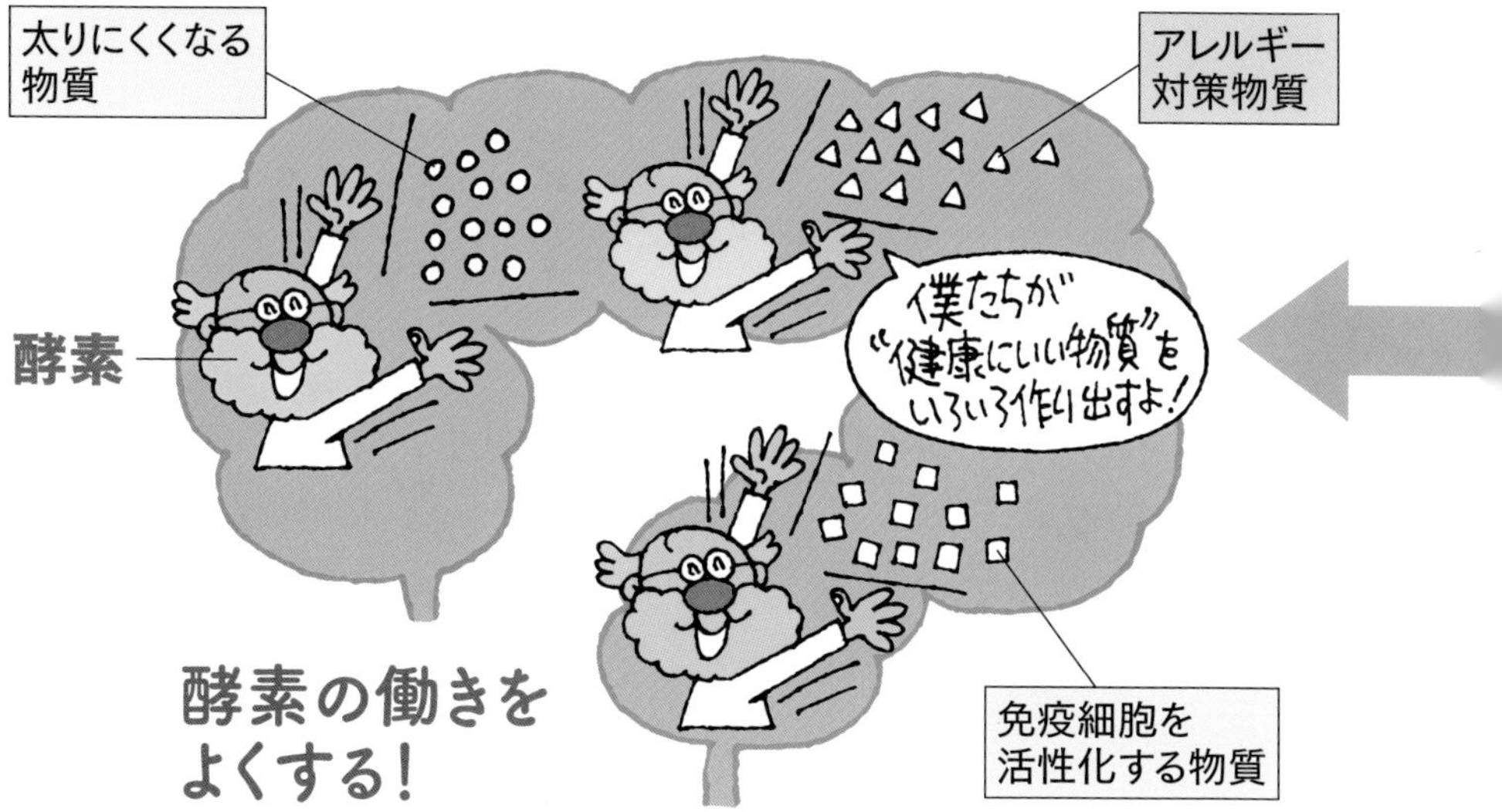

私たち自身や善玉菌が
持っている「酵素」です。
この酵素の働きを
よくすることこそが、健康のカギ。
酵素は、私たちの健康にとって
きわめて重要なものなのです。

〝食事の健康効果〟というのは、
食材の種類や量だけで決まるわけではありません。
じつは、食べたものが健康にいいかどうかは
「酵素の働き」によって決まります。
私たちが食べたものは、酵素によって
〝健康にいい物質〟に作り変えられて、初めて役に立ちます。
酵素が働かなければ、いくら栄養のあるものを
食べてもまったく意味がありません。

つまり、
〝食の効果〟は
酵素が
決めているのです。

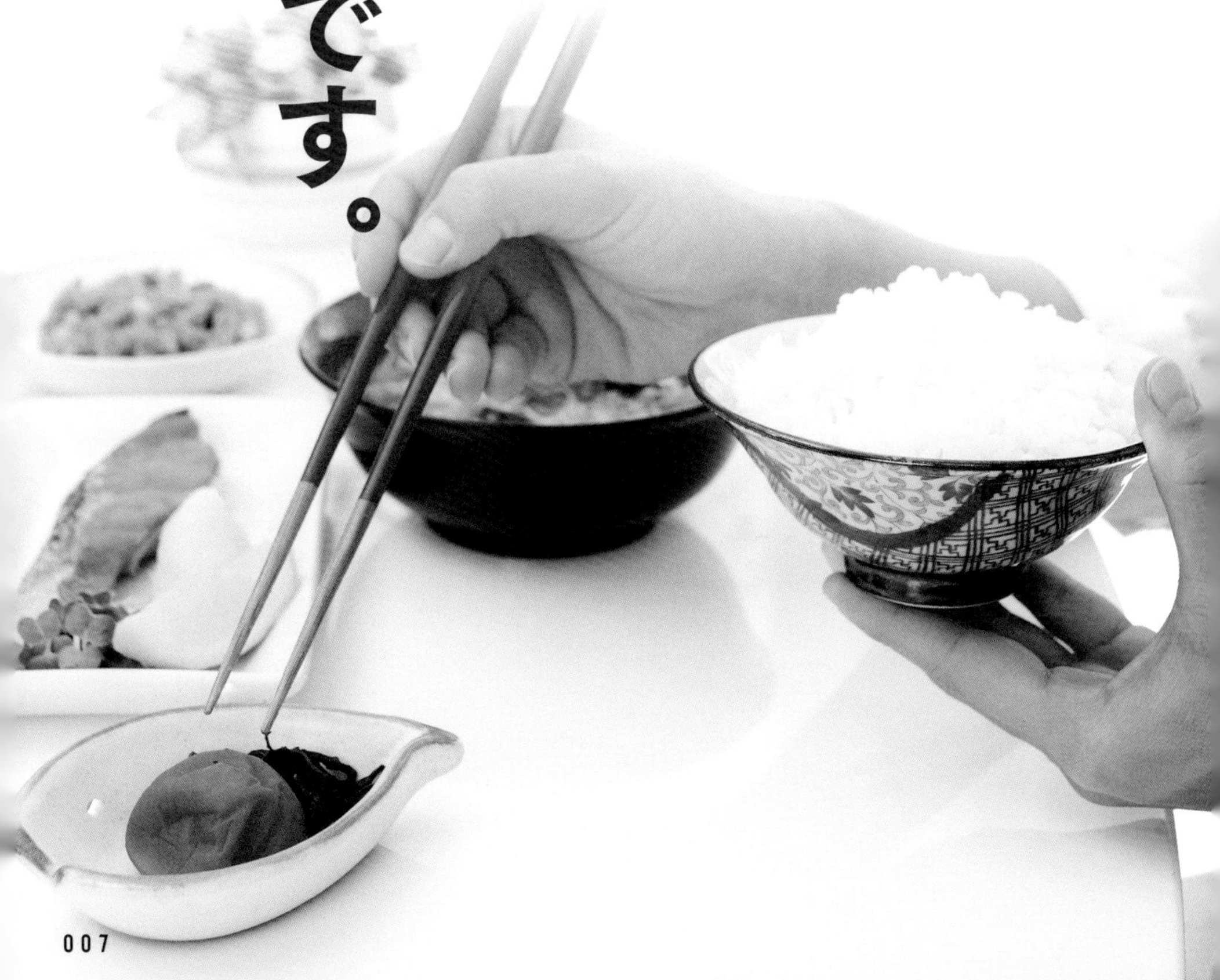

「酵素の働きを意識して、
食の健康効果を最大にしよう」というのが
本書のメッセージです。

食べ合わせによって酵素の働きをよくすると、
「腸内環境の改善」や「免疫力アップ」、「肥満対策」など、
うれしい健康効果がいろいろと期待できるのです。

本書では、そんな健康にいい働きをする酵素のことを

「善玉酵素」

と名づけたいと思います。

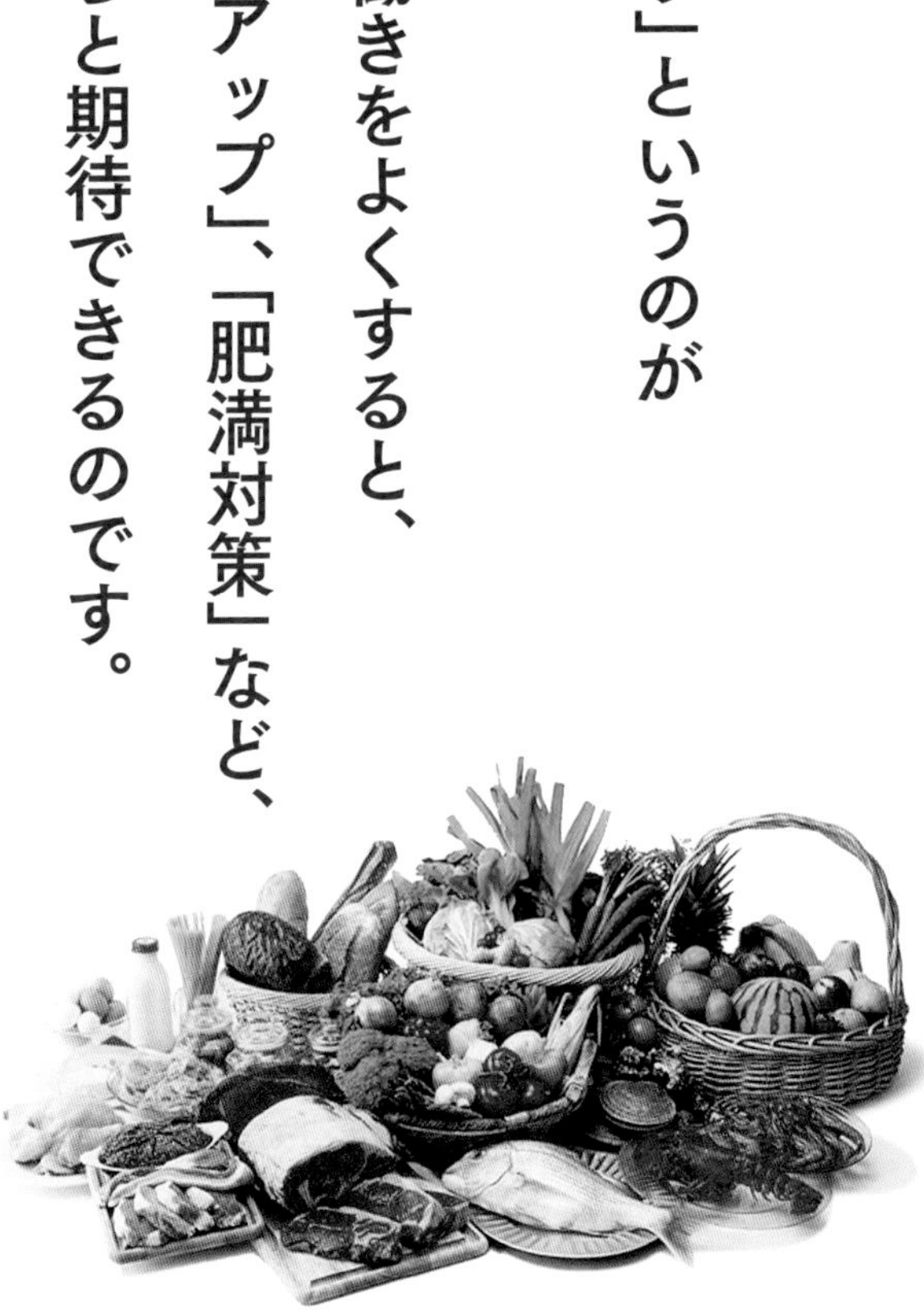

「善玉酵素」によって期待できるうれしい健康効果

腸内環境改善

私たち自身や微生物が持っている「善玉酵素」の働きをよくすると、腸の健康に大事な物質が増え、腸内環境の改善に役立ちます。

免疫力アップ

「善玉酵素」の働きをよくすると、免疫細胞のエネルギーが増えたり、腸で免疫が働きやすくなって、“免疫力アップ”につながります。

肥満対策

「善玉酵素」が働くと、脂肪を燃焼させるミトコンドリアの数が増えたり、燃焼スイッチがオンになったりして太りにくい体になります。

高血圧・高血糖対策

「善玉酵素」とは逆に、血圧や血糖値を上げてしまう「悪玉酵素」もあるので、それらの酵素の働きを抑えることが対策につながります。

アレルギー対策

「善玉酵素」の働きで、食物アレルギーや皮膚アレルギーの対策物質が作られることがマウスの実験でわかっています。

ストレス対策

食べ合わせの工夫で「善玉酵素」の働きをよくすると、脳内物質のバランスが整い、ストレス対策につながる物質が作られます。

はじめに

私は長年、腸の免疫を研究していて、現在は「医薬基盤・健康・栄養研究所」という国立研究開発法人で、腸内環境の研究をしています。

私たちはこれまでに、5000人以上の腸内環境を調べてきました。そこでわかったのは何かを食べるということは〝健康への入口〟にすぎないということです。食の効果は食べたあとに分解・吸収されて、どう使われるか、という一連のプロセスが大事で、そこには必ず「酵素」が重要な働きをしていることに気がつきました。食の効果は〝酵素次第〟なのです。

酵素というのは何千種類もあり、それぞれ別々の働きをしています。ある食材から免疫力をアップさせる物質を作る酵素もあれば、別の食材から便秘解消に役立つ物質を作る酵素もあります。

つまり、こういう健康効果が欲しいからこの酵素に働いてもらいたい、だからこの食材を意識して食べる、というように、**酵素の働きを逆算した食べ方をすることで、より健康効果が得られると考えられるのです。**

この本は、そういった「酵素の働きを意識した食べ方」を提案する本です。

酵素というと、ちょっと怪しい健康情報なんじゃないか、という印象をお持ちの人もいるかもしれません。たしかに、「酵素」でネット検索すると「酵素　意味ない」という検索ワードが出てきます。でも、「なんだか怪しい本やなあ」と思っている人にこそ読んでほしいと思っています。きっと酵素の本当の大切さを知っていただけると思います。

一方で、酵素ドリンクや酵素シロップなどで、すでに酵素の健康効果を実感していらっしゃる人も多いと思います。でも、じつはそれらの「酵素」とこの本の「酵素」はまったく違うものです。新たな〝酵素ワールド〟を知ることで、もっと健康になっていただけるはずです。

この本は、第1章から第4章で食の効果を得やすくなるための「酵素の働き」について紹介し、第5章と第6章では、「実際の食べ方」を紹介していますので、食べ方を先に知りたいという方は第5章からお読みください。

この本が読者のみなさんの健康につながる食生活のお役に立てば幸いです。

では、レッツ〝善玉酵素〟生活！

國澤 純
国立研究開発法人 医薬基盤・健康・栄養研究所
ワクチン・アジュバント研究センター センター長
腸内環境システムプロジェクトリーダー（兼任）

「便秘解消」「ダイエット」「免疫力アップ」

さまざまな健康効果を最大化する！

善玉酵素で腸内革命

もくじ

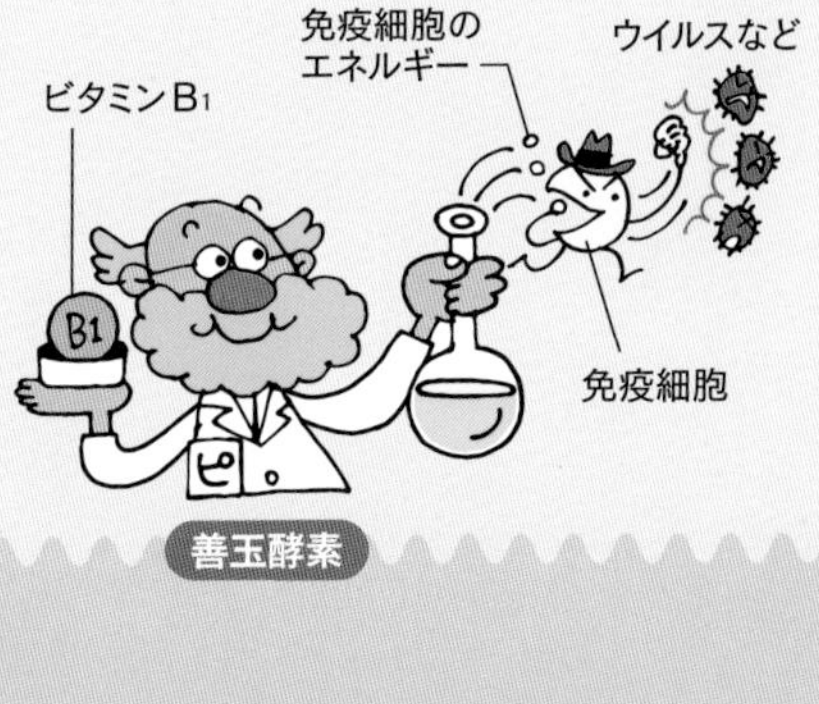

第2章

ふだんの食事で〝酵素の働き〟を意識すれば、健康効果が違ってくる！

教科書が教えてくれない〝酵素の真実〟

第3章

腸活に本当に大事なことは、〝善玉菌〟一辺倒にならないこと！

あなたの腸は、「善玉酵素」でもっとよくなる

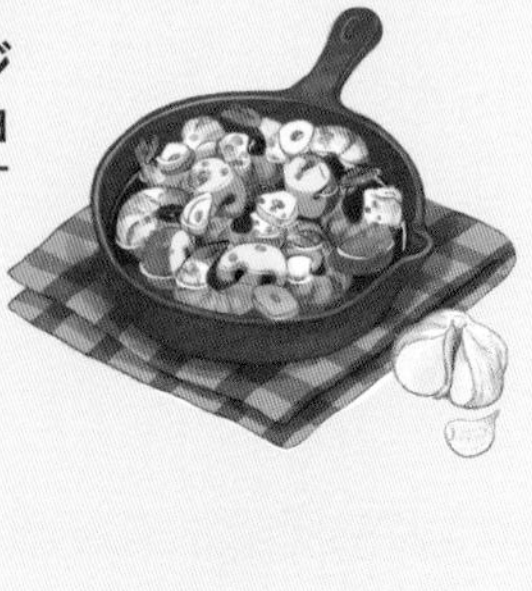

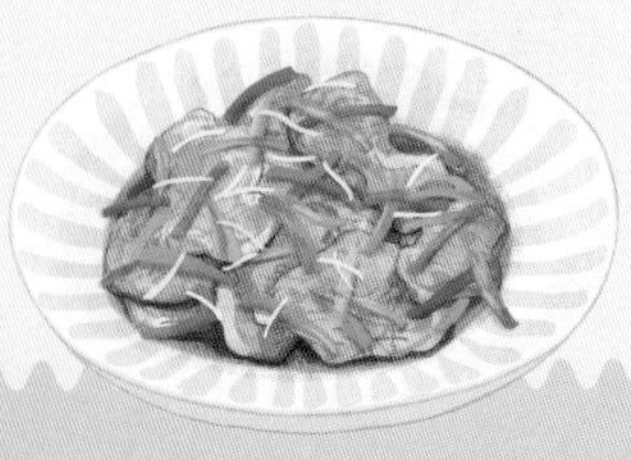

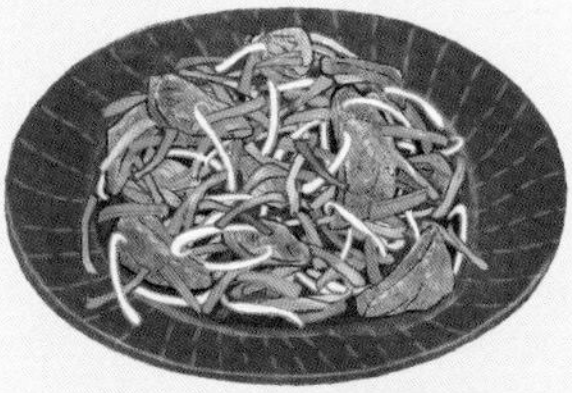

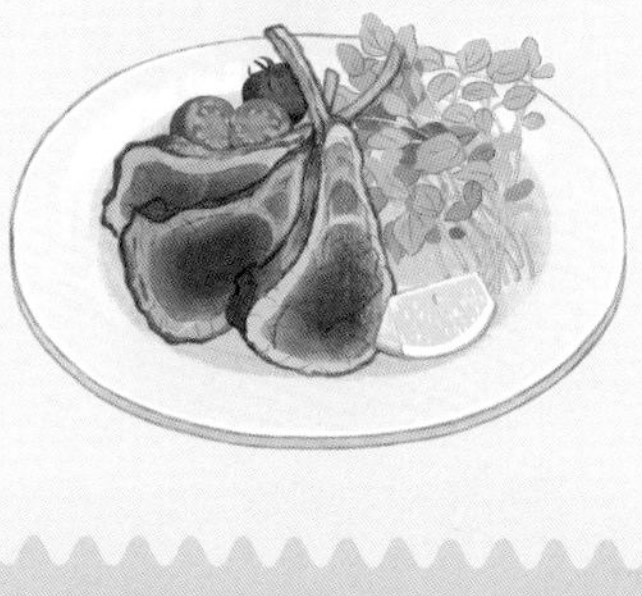

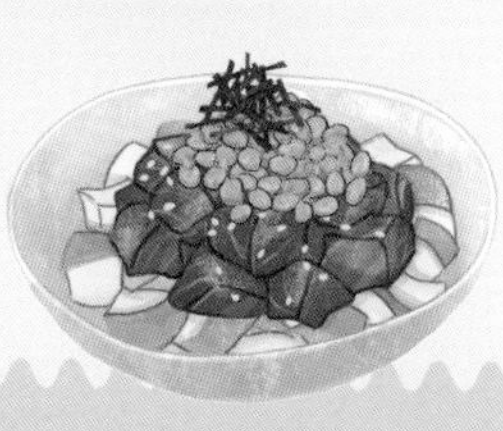

第6章

おすすめの「食べ合わせリスト」付き！
食べ合わせ方を変える！「善玉酵素」の食事学

免疫力アップ！

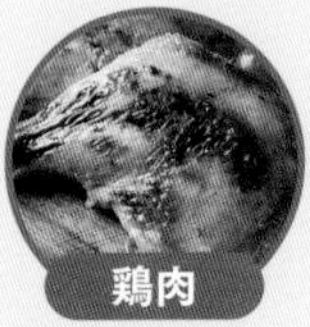

×

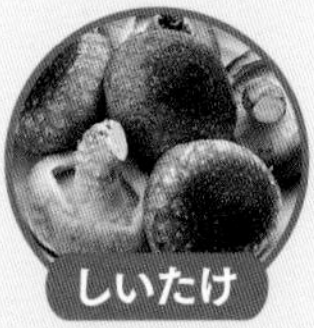

ストレス対策！

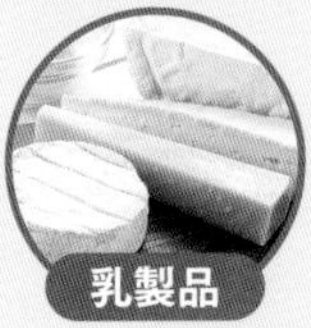

×

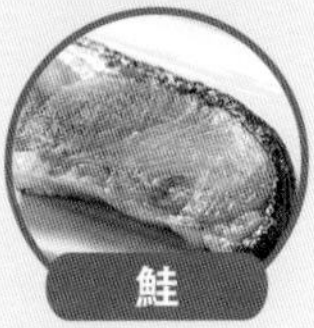

カバー・本文デザイン ── 北路社
DTP ── 東京カラーフォト・プロセス株式会社
イラスト ── やまだやすこ、小島サエキチ
写真提供 ── アマナ、ピクスタ
校正 ── 株式会社鷗来堂
編集担当 ── 今井 佑、新井 晋

おことわり

・本書でおすすめしている食材や料理、食事術は、病気を治すためのものではなく、「酵素の働きを理解することで、病気の予防につながる食べ方を実践する」ためのものです。すでに病気の方は、主治医の先生の指導のもとで食生活の改善などを進めてください。

・効果には個人差がありますので、もしかするとおすすめの食べ方でも合わない人がいるかもしれません。何か不調を感じたときは、無理せずに中止してください。

・おすすめしている食材でも、食べすぎたり、摂りすぎたりすると健康に悪影響を与えることがありますので、適量を心掛けてください。

第1章

酵素の健康パワーに期待している人も、
疑っている人も、目からウロコ！

ちまたの「酵素の話」は、誤解だらけ！

誰でも一度は聞いたことのある「酵素」。
でも、世間でいわれている酵素に関する話は誤解が多いのです。
まずは、多くの人が勘違いしている4つのことを紹介します。

×「酵素」は、ドリンクやサプリで補ったほうが健康にいい

○酵素を外から補っても、私たちの体内で働くことはない

雑誌の特集で酵素ドリンクや酵素シロップの作り方が紹介されていたり、ドラッグストアの店頭で酵素サプリが売られているのを見たことがある人も多いと思います。

そこにはたいてい、左のようなフレーズが書かれていませんか？

「健康のために、不足した体内の酵素を補いましょう！」

結論からいえば、酵素はいくら食べても、そのまま体内で働くことはありません。

むしろ、働くと危険です。

酵素というのは、タンパク質でできている物質です。

私たちは肉や魚に含まれるタンパク質を摂ると、胃や腸で分解して吸収します。そ

れとまったく同じように、タンパク質でできた酵素を食べるとバラバラに分解して吸収します。酵素だけ特別で、分解されずに体内で働くということはありません。

もし万が一、分解されずに体内に吸収されると、免疫細胞に「異種タンパク質」として認識され、アレルギーの原因になる場合さえあります。実際、パパイヤやパイナップルなど一部のフルーツが持っている酵素が体内と体外を隔てるバリアを壊し、体内に吸収されることでアレルギーを引き起こすこともありますので、食べた酵素が体内で働くと危ないのです（なので、これらのフルーツは生で食べすぎないなどの注意が必要です）。

では、酵素は食べてもまったく無意味なのかというと、じつは一部例外が。体内に吸収される前に、口や胃、腸などで働いてくれるものがあります。

「大根おろしを食べると胃もたれしない」と聞いたことがありませんか？　あの大根おろしがこのケースです。大根に含まれる酵素が吸収される前に胃などで働いて、私たちの消化を助けてくれるのです。

ということは、よく目にする酵素サプリや酵素ドリンクは、大根と同じように例外的なケースなのでしょうか？　じつは、それとはちょっと違うようなのです。

✕ 酵素ドリンクや酵素サプリには当然、酵素が入っている

○ じつは、酵素が入っていないものも多くある

インターネットで「酵素ドリンク」と入れて検索すると、「酵素ドリンク　怪しい」といった検索ワードが表示されます。たしかに、外から取り入れた酵素が体内に吸収されて効果を発揮することはないので、酵素そのものを飲みましょうという酵素ドリンクは胃腸で働く場合を除き、効果を期待しないほうがいいと思います。

ただ、商品の説明をよく見てみると、意外な事実がわかりました。

なんと、「酵素が入っていない酵素ドリンク」も結構あるのです。では何が入っているかというと、発酵によってできた物質、たとえば乳酸菌が作った乳酸とかが入っているものが多いようです。つまり、発酵食品の一種というわけです。当然ですが発酵食品は健康にいいものなので、そういう酵素ドリンクは何かしらの効果が期待でき

ると思いますが、名前を「酵素ドリンク」ではなく、「発酵ドリンク」とかにしたほうがいいのではないかと思います。

同じように、酵素といっているけれど正しくは発酵、というものが他にもあります。たとえば「酵素風呂」。酵素風呂が本物の酵素がたっぷり含まれたお風呂だったら、体がドロドロに溶けてしまう地獄風呂みたいなものを私はイメージしてしまいますが、実際は発酵の際に生じる熱を使って温熱効果を得る、気持ちよさそうなお風呂です。

なぜ、そういう誤用が生まれたのか。**もしかしたら、「発酵させると酵素ができる」と勘違いしている人がいるのかもしれません。発酵させても酵素ができるわけではなく、むしろ、その逆です。**発酵というのは微生物の力によって食品がおいしくなったりすること。では「微生物の力」とは何かというと、それが酵素です。微生物が持っている酵素の働きによって発酵するのです。つまり、発酵させると酵素ができるのではなく、微生物の酵素があって初めて発酵が起きるわけです。

酵素そのものは食べてもほとんど意味がないのに対して、酵素の働きによってできる発酵食品はとても健康にいいもの。それらを混同していることが、酵素についての誤解を生んでいる原因のひとつかもしれません。

では、いったい、実際の酵素は私たちの健康とどう関係しているのでしょうか。

× 必要な分だけ体内で作られているから、酵素の量が減る心配はない

○ 外から補充はできないけれど、量が減ることもある

健康のために補充しようと思って酵素を食べてもほとんど意味がなく、酵素ドリンクには酵素が入っていないとしたら、酵素はいったい健康にいいのか、そもそも私たちの健康と関係あるのでしょうか。

酵素は必要な分だけ体内で作られているから、酵素のことを心配する必要なんてない、という意見もあります。しかし、酵素は生活習慣などによって量が変わることが知られています。

たとえば、酵素のなかにはビタミンがないと働けない種類がありますが、暴飲暴食や偏った食生活などでビタミンが不足するとその酵素が働けず、すると、その酵素の働きを必要とする別の酵素が作られず、量が減ってしまう事態になることもあります。

また、昔はいくら食べても太らなかった人が「いまは息を吸っているだけでも太る」と言っているのを聞くことがありますが（かく言う私にも心あたりが……）、さすがに息を吸うだけで太ることはないですが、同じ食生活をしていても太りやすくなる原因のひとつが、酵素の量が減って消化や代謝の機能が落ちたためだといえます。

さらに、世間でいわれていることのひとつに、左のような説もあります。

「体内の酵素の量によって、私たちの寿命が決まる」

この説の根底に「生き物が使うことのできる酵素の量には上限があるので、酵素が消耗されると病気の原因となって寿命が縮む」という考え方があるようです。

私が調べた限りでは、死ぬまでに作られる酵素の量を誰も計ったことがないようです。そのため、上限があるのか、消耗して不足するのかはわからないので、酵素の量と寿命に関係があることを示す証拠はないように思いますが、否定する証拠も同様にありません。それより気になるのは、酵素の量によって寿命が決まるという説に続いて提唱されるのが、「だから食事などで酵素を補いましょう」というのが多いことです。さきほど紹介したように、一部の例外を除いて酵素は外からの補充は無理です。

酵素になんだか怪しいイメージがあるのは、誤ったものも含め、さまざまな情報が錯綜しているからだと思われます。

✕「酵素の話」はどれもうさん臭いので、健康になりたい人は気にする必要はない

○ じつは、私たちの健康のカギは酵素が握っている

では、酵素とはいったい何者なのか。健康にいいのか悪いのか。

この本のテーマは「酵素」なのに、この章では酵素のネガティブな側面ばかりを紹介しましたので、「やっぱり酵素ってうさん臭くて信じたらダメだ！」と思った人もいるかもしれません。でも、実際は違います。

酵素とは、ひと言でいえば、あらゆる生命活動に不可欠な物質です。詳しくは次の章でご説明しますが、もし酵素がなければ、私たちは食べたものを消化することも、**立ち上がることも、呼吸することすらできません。一瞬たりとも生きることができないといっていいかもしれません。**

酵素というのはそれほど、私たちが生きていくうえで重要なものなのです。なので、ドリンクやサプリで補充しなくても、生きている以上はしっかり酵素が働いてくれています。

では、酵素のことはあまり気にしなくていいかというと、そんなことは決してありません。これまでは酵素というと、怪しいイメージがつきまとうこともある健康情報か、または生命活動に必要な「触媒《しょくばい》」という物質として難しく語られるかのどちらかでした。

でも、これからは違います。

酵素の本当の働きを理解すると、酵素が私たちの健康にとても深く関係していることがわかります。

健康にもっとも影響を与えるもののひとつが「食事」です。この本を手にとったあなたはきっと、栄養のあるものを食べたり、バランスを考えて食べたりしていると思いますが、じつは食事の効果は「何を食べたか」や「どれくらい食べたか」だけで決まるわけではありません。

食べたものが体内に吸収されたあと、私たちの生命活動に必要なものにしっかりと作り替えられたかどうかが大事なのです。そして、そのときに重要な働きをしているのが酵素なのです。食事の効果は酵素の働き次第、健康のカギは酵素が握っているといっても過言ではありません。

そして、ここが重要なポイントなのですが、酵素の働きは私たちの「食べ方」によって変わってきます。つまり、**ふだんの食べ方を少し意識するだけで、自分の健康にとっていい酵素（「善玉酵素」）の働きをよくしたり、逆に、自分の健康にあまりよくない酵素（「悪玉酵素」）が働かないようにしたりすることで、食事の効果をいまより上げて、より健康になることができる**というわけです。それがこの本で一番お伝えしたいことです。

次の第2章では、あまり知られていない酵素の「本当の働き」を紹介したいと思います。

第2章

ふだんの食事で“酵素の働き”を
意識すれば、健康効果が違ってくる!

教科書が教えてくれない“酵素の真実”

本物の酵素とはいったい何なのか?
私たちの体の中で何をしているのか?
ほとんど知られていない“酵素の真の姿”を紹介します。

栄養のあるものをどれだけ食べても、酵素が働かなければ無意味

食べることが生きていくうえで必要なのは、誰でも知っていることだと思います。

しかし、食べただけでは不十分です。食べたものを私たちの生命活動にそのまま使うことはできないので、バラバラに分解したり、分解したものを必要な形に組み立てて、利用できるように変換する必要があります。そのときに働いているのが「酵素」です。

酵素は、家を建てるときの大工さんのようにイメージすると、わかりやすいかもしれません。

いい家を建てるためには、いい建材が必要ですが、建材がよければ必ずいい家が建つかというと、そうではありません。「大工の腕」も重要です。一流の大工が良質の建材を使うことで立派な家が建ちます。逆に、大工の腕が悪いと、どんないい建材を使っても残念な家になってしまいます。

私たちの体でも同じことがいえます。建材が「食材」で、大工が「酵素」です。〝ス

ーパーフード〟と呼ばれるような健康にいい食材を食べても、酵素がきちんと働かないと効果は得られません。酵素が、私たちが食べた食材を体の中に吸収できるまでバラバラに分解し、それを私たちの体に適した形に組み立て直すという大工のような働きをしてくれて初めて、食べたものが役立つものになります。

酵素が働かなければ、どんなに栄養のあるものを食べても無意味なのです。

酵素の「すごさ」はそれだけにとどまりません。

バラバラに分解して吸収したものからエネルギーを作りだすのも酵素の役割です。エネルギーというのは単に体を動かすためだけでなく、心臓や脳を働かせたり、呼吸したり、病原体が入ってきたときに免疫で退治するときにも使われます。生きていくためのあらゆることにエネルギーが必要です。**つまり、酵素は、私たちが生きていくうえで必要なすべての活動に関わっているのです。**

さらにいえば、酵素はＤＮＡを作るためにも必要です。ＤＮＡはいわば〝生命の設計図〟。生物にとってもっとも重要といえるので、失敗は許されません。酵素はそこで驚くほど緻密な仕事をしています。ここまでくると、大工というよりも精密な時計を修復する職人や、微細な生命体を扱う研究者に近いかもしれません。

それほどに酵素は重要なものなのです。

私たちの体の中で働く酵素のことが30秒でわかる、基本の「き」

酵素は、私たちの体で具体的にどんなことをしているのか。たとえば、肉を食べてそれが私たちの筋肉になるときの酵素の働きを、ごく簡単に説明します。

私たちが肉を食べると、タンパク質を分解する複数の酵素が胃や腸で肉を分解していきます。ちょうど、ハサミで肉を細かく切ってバラバラにするイメージです。肉に含まれるタンパク質は最終的にアミノ酸という最小単位まで酵素によって分解され、体内に吸収されます。このように、食べたものを吸収できるように細かく分解する酵素のことを「消化酵素」といいます。

体内に吸収されたアミノ酸は、今度は逆に、さまざまな酵素の働きによってアミノ酸からタンパク質が作られ、最終的に筋肉になります。このように、体に必要な物質に組み立て直す酵素のことを「代謝酵素」といい、**私たちの体の中で働く酵素は、消化酵素と代謝酵素のふたつに分けることができます。**

「消化酵素」が私たちが食べたものを分解して、「代謝酵素」が必要な形に組み立て直している

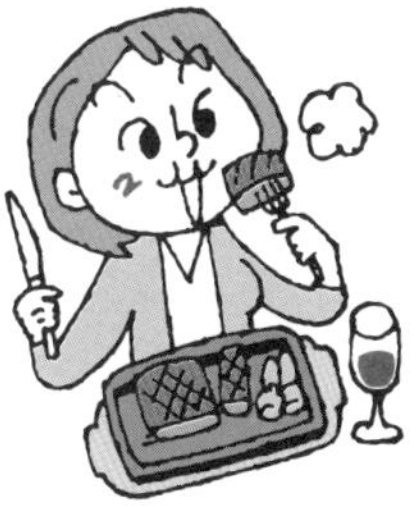

私たちが肉を食べると…

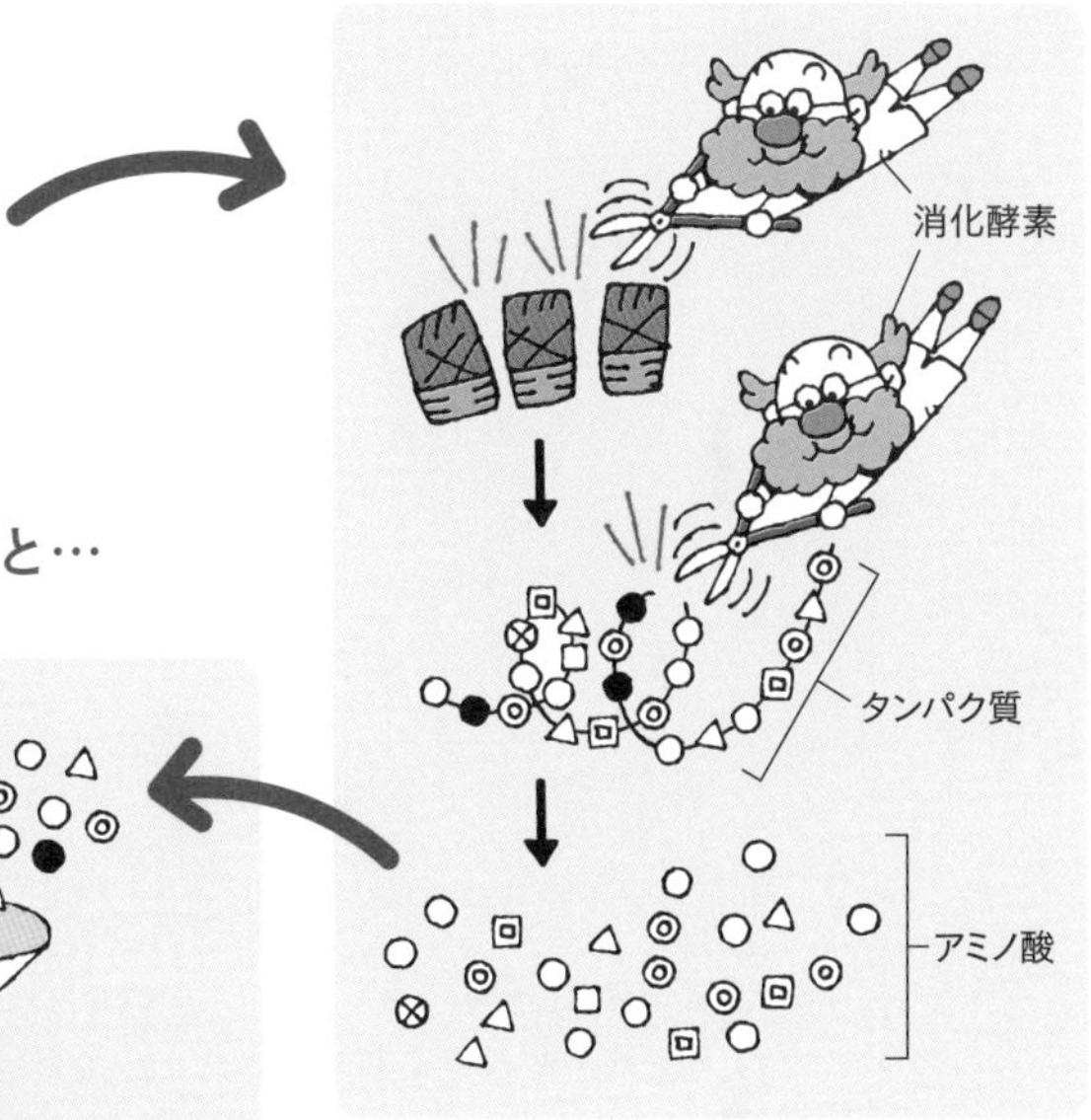

胃では「ペプシン」という消化酵素によって、腸では「トリプシン」などの消化酵素によって肉に含まれるタンパク質が分解され、アミノ酸まで細かくなると体内に吸収される。

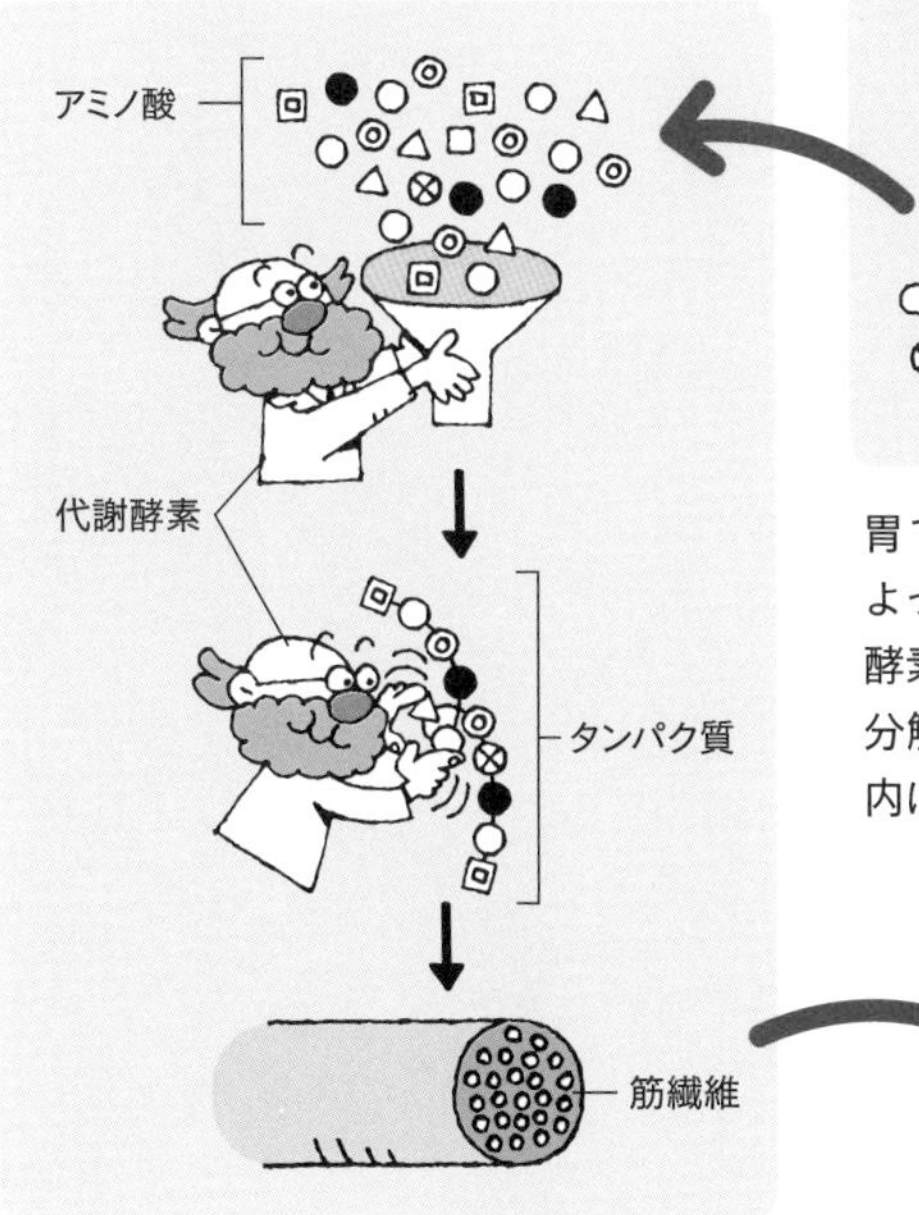

バラバラになったアミノ酸から、たとえば代謝酵素の一種である「アミノアシルtRNA合成酵素」などの働きによってタンパク質が作られ、それが筋繊維になり束ねられて筋肉になる。

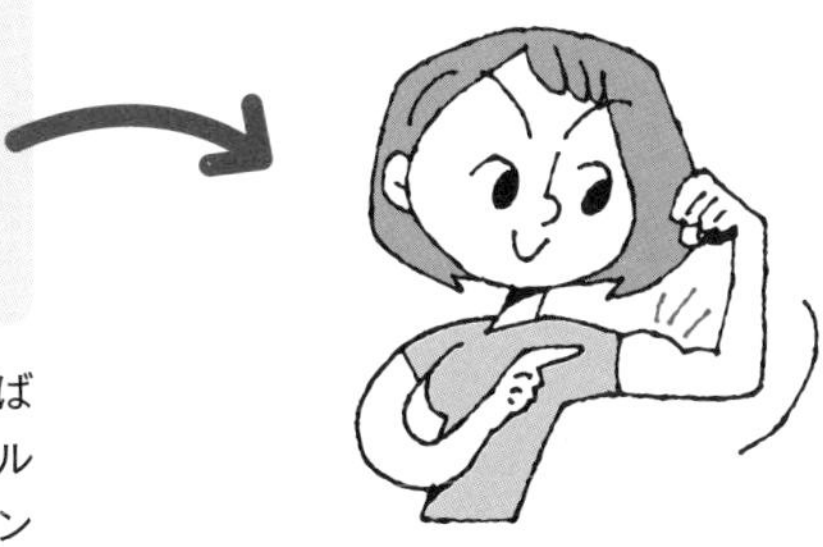

私たちの筋肉になる

「薬の効き目」も「食材の健康成分」も、酵素の働き次第で〝個人差〟が出る

10年近く前の話です。

当時私は、酵素が食べ物の「消化」や「代謝」を担う大事な存在だということはもちろん知っていましたが、酵素の働きで食べたものの健康効果が違ってくること、ふだんの食事から酵素の働きを意識することの大切さに気がついたのは、ちょっとした偶然がきっかけでした。

そのころ私は、食用油が持っている健康効果に着目して、どんな油を摂ると体内でどういう物質が作られるのか、オリーブオイルやアマニ油など、いろいろな油を調べていました。すると、オメガ3脂肪酸を多く含むアマニ油から作られる物質に、食物アレルギーやアレルギー性鼻炎などのアレルギー症状を改善させる効果があることが、マウスの実験でわかりました。

ところが、摂取したアマニ油の量は同じにもかかわらず、マウスによってアレルギ

ーの改善効果に大きな差があったのです。なぜかと思い調べてみると、アマニ油から**作られる物質の形状にほんのわずかですが違いがあり、そのわずかな違いは、酵素が原因であることがわかりました。**アマニ油からアレルギーや炎症を改善する物質が作られるためにはいくつかの酵素の働きが必要なのですが、マウスによってそれらの酵素のタイプが微妙に違ったのです。そのため、酵素によってできる物質に違いが生じ、その結果、改善効果に差が出たというわけなのです。

　そこで私は、あることを思い出しました。

　もう20年以上前のこと。まだ大学の薬学部の学生だったころ、授業で「同じ薬をのんでも効き目に個人差があるのは、ある酵素の働きによる」と習いました。薬の効き目を左右するその酵素とは「シトクロムＰ４５０」。じつは、アマニ油からアレルギー改善物質を作る酵素のひとつは「シトクロムＰ４５０」なのです。

私は「なるほど、そういうことか」と思いました。

つまり**酵素の働きというのは、薬の効き目だけでなく、あるものを食べたときの健康効果にも関係してくるのだと。**ふだんの食事においても酵素を意識することが大事だということに、そのとき初めて気がついたのです。

腸内細菌だけでなく、酵素にも「善玉」と「悪玉」がいる

「善玉菌」や「悪玉菌」という言葉を聞いたことがあると思います。お腹の中にいる腸内細菌のうち、私たちの健康にいい働きをするものを善玉菌、健康によくないことをするものを悪玉菌と呼んでいます。

じつは酵素も同じで、自分の健康にとって都合のいい働きをしてくれる酵素と、都合が悪い働きをする酵素があります。なので、この本では**都合のいい働きをする酵素を「善玉酵素」、都合の悪い働きをする酵素を「悪玉酵素」**と呼ぶことにしたいと思います。

ただ、勝手に決めておいて恐縮ですが、誤解のないようにちょっとご説明を。本来はどの酵素も、私たちが生きていくのに必要な「善玉酵素」といえると思います。

これまでの人類の歴史は「飢え」との戦いでした。いかに食べ物を確保し、それを

体内に効果的に取り込んで使うかが重要課題だったため、酵素を総動員している状況でしたが、現代社会は「飽食」、さらには「過食」の時代。食べすぎと運動不足の問題は、私自身も含め、読者の多くのみなさんにとって耳が痛いことだと思います。

その問題をなるべく手軽に、効果的に改善したいときに出てくるのが善玉、悪玉という考え方です。飽食の時代に太りすぎないように、がんばって働いてほしい酵素が「善玉酵素」、働きすぎるとちょっと困るのが「悪玉酵素」というわけです。

一方、激しい運動をするアスリートなどは、なるべく効率よく食事からたくさんの栄養を摂りたいと思っているかもしれません。その場合は、酵素に期待する効果は変わってくるので、善と悪をひっくり返して読む必要があるかと思います。


話を戻します。大事な酵素に善玉と悪玉があるなら、「善玉酵素にたくさん働いてもらいたい！」と思いますよね。**「善玉酵素」に働いてもらう具体的な方法を第5章と第6章で紹介しています。「で、結局、何すればいいの？」を早く知りたい方は、どうぞ65ページにお進みください！**

もう少し酵素のことを知りたい方は次ページへ。ビタミンやミネラルが人間にとって大事なのは、じつは酵素が必要としているから、というお話をしたいと思います。

ビタミンとミネラルは、“わがままな酵素”が必要としている

ビタミンやミネラルを摂ることが大事だということは、みなさんご存じのことだと思います。では、なぜ大事なのか。**ひと言でいうと、それらがないと酵素が働いてくれないから大事なのです。**

ビタミンのなかではとくに水溶性ビタミンであるビタミンB群が、ミネラルだと鉄やマグネシウムが、酵素が働く際に必要な栄養素です。ところが、水溶性ビタミンは体内に貯めておくことができず、ミネラルも体内で作ることができないので、酵素をきちんと働かせるためにはそれらを日常的に摂る必要があります。

また、それぞれの酵素にはお気に入りのビタミンやミネラルがあります。「今日はこのビタミンはないから、別のビタミンで何とか対応しよう」といった柔軟さはありません。「このビタミンがないなら、もう働かん！」とストを起こしてしまうのです。

突然ですが、ここで質問です。私たちの体では何種類くらいの酵素が働いていると思いますか？　答えは「数千種類」。はっきりしたことはわかっていませんが、かなり多いことはたしかです。**なぜそんなに多くの種類が必要なのかというと、基本的に、酵素はたったひとつの仕事しかしないからです。**

30ページで酵素を「腕のいい大工さん」にたとえましたが、より丁寧にいえば「腕のいいたくさんの大工さんが集まり、それぞれ得意な持ち場に分かれて、ひとつの家を建てている」という言い方のほうがいいのかもしれません。

ある酵素は糖質だけを分解し、別の酵素はタンパク質だけを分解するといった具合に、酵素は完全な分業制です。糖質もタンパク質も分解できる酵素はありません。さらに、糖質のなかでも特定の種類の糖質だけを分解するなど、かなり細かい専門に分かれていて、しかも、自分の仕事以外は一切しません。

温度などの環境にもうるさいです。酵素の多くは、私たちの平均体温くらいで活発に働きます。それ以下でもそれ以上でも、しっかりと働いてくれません。また、酸性やアルカリ性といった環境も苦手。多くの酵素は、酸性とアルカリ性の真ん中くらいの中性の環境を好み、強い酸性や強いアルカリ性の環境では働くことができません。

酵素は人間にとって不可欠なものですが、なかなか頑固でわがままな存在なのです。

1000年かかる仕事も1時間で！
酵素は命を支える〝超スゴ腕ヘルパー〟

酵素の仕事のひとつは、32ページでも紹介しましたが、私たちが食べたものを分解することです。たとえば、ご飯を食べると消化酵素がご飯のでんぷんを細かく分解していきますが、では、酵素がなかった場合はどうでしょうか。

たとえば、試験管の中で酵素を使わずにでんぷんを分解しようとしたとします。まず、１００℃で煮沸する必要があります。でもそれだけではでんぷんは分解されません。完全に分解するためには、試験管に塩酸などの酸性の水溶液を加えて煮沸する必要があります。しかもかなりの時間がかかります。結構、大変な作業です。

そこで、酵素の出番です。小学校の理科の授業で、ご飯を口の中で噛んで甘みを感じる実験をしたことがある人も多いのではないでしょうか。あれは唾液に含まれるアミラーゼという酵素が働くおかげで、熱や酸を加えなくても、数十秒ででんぷんがグルコースという糖に分解される実験だったのです。

酵素によって違いはありますが、酵素があることで時間を1000万倍以上短くできるといわれています。**つまり、酵素がない状態だと1000年以上（！）かかることが、酵素があるとたった1時間程度で済む、という計算になります。**

酵素のすごいところは、スピードの早さだけではありません。

さきほどの試験管の実験のように強い酸性で熱をかけると、たしかにでんぷんは分解されますが、でんぷんだけでなく他の成分も分解されてしまいます。もし体内で同じようなことが起きたら死んでしまいますが、酵素はでんぷんならでんぷんだけといった具合に、決まった相手しか分解しません。

このように、**酵素がなければ熱などのかなりのエネルギーを加えないとできなかったことが、酵素が働くと、そんなにエネルギーを加えなくても短時間で目的のことだけを行うことができるようになります。それが酵素の「本当の仕事」なのです。**ちなみにこのような「反応を促す物質」のことを専門的な言葉で「触媒」といいます。

私たちの細胞は、絶えず物質を分解したり変化させたりしながら生きていますが、それを助けているのが酵素なのです。酵素が生命活動に不可欠なもの、知っておいたほうがいい大事なものということが、より深くわかっていただけたかと思います。

洗剤に使われている酵素は「細菌の消化酵素」

酵素というと「酵素パワーで真っ白!」などのキャッチコピーのついた洗濯用洗剤を思い浮かべる人もいると思います。酵素が入っている洗剤はいまから50年近く前からあるらしいのですが、それらの酵素も、基本的には私たちが持っている酵素と同じものです。

洗濯物についたアカなどのタンパク質汚れは、洗剤の主成分である界面活性剤では落ちにくいため、タンパク質を分解する消化酵素が使われるようになり、いまでは多くの洗剤に入っています。さらに、技術開発によって、食べこぼしなどを落とすためにでんぷんを分解する酵素や、脂汚れを分解するための脂質分解酵素など、さまざまな酵素が使われているとのこと。酵素は特定のものにだけ働きかけるため、服の繊維をいためずに汚れを落とすので重宝されるのもうなずけます。

ただ、酵素にはそれぞれ好きな酸性度(pH)があります。洗濯機の中と私たちの胃や腸では酸性度が異なるので、私たちの体の中で働いている消化酵素と同じものが洗剤に使われているわけではありません。

洗剤の主成分である界面活性剤が溶けた洗濯水はアルカリ性なので、アルカリ性でも働く酵素が使われています。それは、自然界にあるアルカリ性の場所で発見された細菌が持っている消化酵素。それを改良したものなどが使われているとのこと。

じつはさまざまな微生物の酵素が私たちの暮らしや健康に役立っているのですが、次の第3章でさらに詳しく紹介したいと思います。

第3章

腸活に本当に大事なことは、
“善玉菌”一辺倒にならないこと！

あなたの腸は、「善玉酵素」でもっとよくなる

腸内環境をよくする腸活。
じつは腸活の成功のカギを握っているのは、
私たち自身や微生物が持っている「善玉酵素」だったのです。

腸活がうまくいくかどうかは、あなたが持っている「酵素」次第

ここからは酵素と「腸活」の話です。腸活が注目されるようになって5年近くが過ぎました。腸活は、ひと言でいえば、腸内環境を整えることで健康を保とうとすること。ここ十数年ほどで、腸がさまざまな病気と関係していることが次々と判明し、腸の健康が全身の健康とつながっていることがわかって、腸活が注目されています。

その腸活、じつは酵素がとても大事なのです。

腸活の目的のひとつに、腸にいいものを食べて免疫を整えるというものがありますが、免疫にはオメガ3脂肪酸が関係していることがいろいろな研究で示されています。34~35ページでも少し紹介しましたが、マウスを使った私たちの研究でも、オメガ3脂肪酸が多く含まれているアマニ油から、酵素の働きによって免疫バランスの乱れであるアレルギーを改善する物質が作られることがわかっています。ただ、その酵素には複数のタイプがあり、〝アレルギー改善効果の高い物質〟を作るタイプもあれば、

〝あまり効果のない物質〟を作るタイプもあります（左のグラフ参照）。
人では、どのタイプの酵素を多く持っているかは人によって異なることがわかっているため、〝アレルギー改善効果の高い物質〟を作る酵素をたくさん持っている人とあまり持っていない人では、アマニ油で得られる効果が違ってくる可能性があります。

つまり、健康にいいといわれる食材であっても、いい物質に変換する酵素を持っていなければ効果はあまり期待できないということです。

では、いい酵素を持っていない人はどうすればいいのでしょうか。酵素は食べ物などで、外から補充するのは難しいことはお伝えしました。ということはあきらめるしかない……？　いえいえ、じつはいい方法があるのです。私たちとは別の生き物たちが持っている酵素の力を借りるのです。

酵素のタイプによって改善効果に大きな差が！

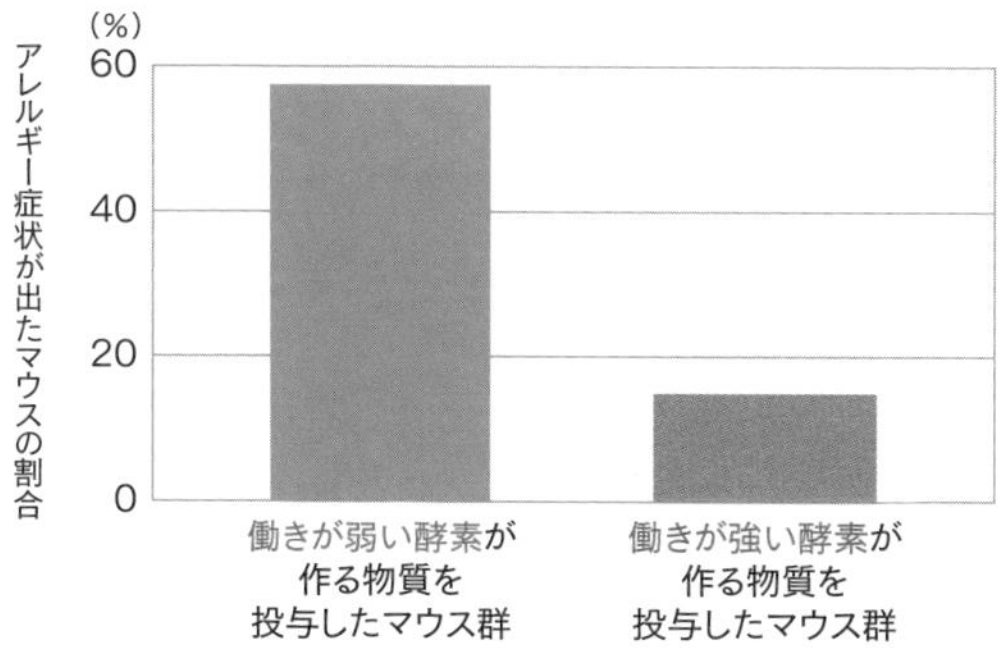

アマニ油からアレルギー改善効果のある物質を作る働きが強い酵素と弱い酵素があり、それぞれの物質をマウスに投与。すると、アレルギーの改善効果に大きな差が出た。酵素の働きによって健康効果が大きく違うことがわかる。

出典◎Kunisawa J et al, Sci Rep (2015)

自分が持っている「酵素」だけでなく、腸内細菌の「酵素」も利用できる

腸活というと、「腸内細菌」や「腸内フローラ」という言葉を思い浮かべる人も多いのではないでしょうか。

私たちの腸には、種類にして約１０００種類、数にして約１００兆個の腸内細菌が存在し、私たちの健康状態に影響を与えることがわかっています。その腸内細菌も、〝エサ〟を食べて生きている以上は当然、酵素を持っています。

じつは、私たち自身が持っている酵素だけでなく、腸内細菌が持っている酵素も、私たちは利用することができるのです。

腸内細菌は、人間とは異なる進化をしてきたので、私たちにはない酵素を持っていて、私たちが作ることができない物質を作りだすことができます。その代表例が、食物繊維から作られる「短鎖脂肪酸」です。

食物繊維は少し前までは、エネルギーにならないうえに、必要な栄養素まで消化・

吸収されにくくすることから、不要なもの、もっとヒドい言われ方だと「食べ物のカス」ともいわれていましたが、いまではすっかり株を上げて、さまざまな健康効果が知られています。

その食物繊維の定義をご存じでしょうか。「人の消化酵素で分解されない食物中の難消化性成分」と定義されています。「人の消化酵素では分解されない」、そうです、人以外の酵素、つまり腸内細菌の酵素の出番なのです。

腸内細菌は食物繊維を分解する酵素を持っていて、分解したあと、短鎖脂肪酸という物質を作りだしています。

テレビや雑誌などを見て腸内フローラに詳しい人ならば、短鎖脂肪酸という名前に聞き覚えがあるかもしれません。短鎖脂肪酸は腸のエネルギーになったり、脂肪の蓄積を和らげたり、免疫を整えるなど、マルチな才能を発揮する物質。腸活においては、腸内細菌の酵素に短鎖脂肪酸を作ってもらうことがとても重要です。

腸活というと「善玉菌を増やそう！」と考えがちですが、それは手段のひとつでしかなく、最終的なゴールは、善玉菌が持っている「善玉酵素」に体にいいものを作りだしてもらうこと。それこそが、健康効果を得るための秘策なのです。

腸内フローラの乱れは、じつは「酵素バランス」の乱れ

腸内細菌は、お腹の中でまるでお花畑のように生活していることから「腸内フローラ」と呼ばれますが、「共生細菌」と呼ぶこともあります。共生というのは「人間と菌が共に生きている」という意味で使われるだけでなく、「菌と菌が共に生きている」という意味も含まれています。腸内細菌はお花畑の中で互いが助け合い、群れとして共同生活を成り立たせているのです。

私は田舎育ちなので、子どものころは「畑で野菜がたくさんとれたからご近所にお裾分け」といったことが日常茶飯事でした。こういった助け合いが腸内細菌の世界でも当たり前に行われています。たとえでいうと、畑で野菜を作るところをAという菌が担当し、Bという菌が野菜を調理して、別のところで働いているCという菌も呼んで、みんなで一緒に食べる、といったような感じで助け合って生きています。

酵素についても助け合っていて、自分はある酵素を持っていないけど、近くにいる

郵 便 は が き

1 0 4-8 3 5 7

お手数ですが
63円切手を
お貼りください

東京都中央区京橋3-5-7
株式会社 主婦と生活社
ライフ・ケア編集部

【善玉酵素】で腸内革命
読者アンケート係 行

フリガナ		( )歳 1.男 2.女
氏名		
住所	〒□□□-□□□□ 都道府県 区郡市	
TEL	E-mail	
今後、著者や新刊に関する情報、新企画へのアンケートなどを郵送またはeメールで送付させていただいてもよろしいでしょうか？		□はい □いいえ

※今後の企画の参考にするため、アンケートにご協力をお願いしています。ご回答いただいた内容には個人情報が含まれておりますが、安全な取り扱いには充分配慮しておりますのでご了承ください。ご回答いただいた内容は新たな出版企画の立案のために利用させていただきます。弊社で一定期間保存後は速やかに適切な方法で廃棄いたします。
※本書へのご意見、ご感想は、本書の広告などに文面を掲載させていただく場合がございます。

●本書に100点満点で点数を付けるとすると、何点ですか？

（　　　　　　）点

●本書で紹介している「食べ合わせ」のなかで、
実際にためしたものがあれば教えてください。

（　　　　　　　　　　　　　　　　　　　　　　　　）

●本書についてのご意見、ご感想などをお書きください。

ご協力ありがとうございました。
なお、個別の医療相談にはお答えできませんので、病状についての質問・相談などは、かかりつけのお医者さんにお尋ねください。

別の腸内細菌がその酵素を持っているからそれを使わせてもらおうという感じで、共同生活を成り立たせています。

そのため、たとえば抗生物質をのんで一部の腸内細菌がいなくなってしまうと、その腸内細菌が持っている酵素に頼っていた他の腸内細菌にも影響がでて、これまで保たれていた腸内細菌の全体のバランスが一気に崩れてしまいます。バランスの乱れがひどくなると「ディスバイオーシス」と呼ばれる状態になり、さまざまな病気につながることがわかっています。

また、私たちがのむ薬の効き目にも、腸内細菌の酵素が影響しています。

たとえば、パーキンソン病に対するあるのみ薬には腸内細菌の酵素で分解されて効き目がなくなってしまうものがあるのですが、その酵素を働かなくすると効果が回復することが、最近の研究でわかってきました。同じように、食事の分解にも腸内細菌の酵素が関係しているので、腸内フローラの乱れは酵素の乱れにつながり、食事の効果にも影響すると考えられます。

私たち自身が持っている酵素だけでなく、腸内細菌の酵素も、私たちの健康に深く関係しているのです。

発酵食品が体にいいのも、じつは「善玉酵素」のおかげ

〝腸活好き〟にはおなじみの発酵食品。発酵食品が腸内環境を整えてくれることはみなさん、ご存じだと思いますが、では、なぜ発酵食品は腸にいいのでしょうか。

発酵とは、乳酸菌や納豆菌、麹菌などの微生物が、食品に含まれる成分を分解してエネルギーを生み出す活動のこと。エネルギーを生み出すためには、そう、やはり酵素が必要です。発酵食品には微生物の酵素が作りだした〝健康にいい物質〟が含まれていて、発酵食品を食べるということはそれも食べていることになるのです。

たとえば46ページで紹介した短鎖脂肪酸は、私たちの健康に深く関係している物質ですが、腸内細菌の酵素だけでなく、発酵食品の微生物の酵素も作りだすことができます。漬け物を長時間漬けておくと酸っぱくなりますが、これは生きている微生物の酵素によって短鎖脂肪酸が作られ続けているため。腸内細菌の作る短鎖脂肪酸がおもに大腸で働くのに対して、発酵食品の短鎖脂肪酸は胃や小腸で働いて腸内環境をよく

してくれます。**発酵食品の酵素の力を最大限に生かすなら、生きた微生物によってたくさん短鎖脂肪酸が作られている、殺菌処理していない発酵食品がおすすめです。**

また、自分自身が「善玉酵素」を持っていない場合に、発酵食品に含まれる微生物の「善玉酵素」の力を借りることもできます。

45ページで、人によって酵素のタイプや量が違うので、オメガ3脂肪酸からアレルギー改善物質を作れない可能性を紹介しました。しかし、じつは私たちの研究で、発酵食品に含まれる微生物の酵素も、同じ物質を作れることがわかりました。その微生物は、納豆に使われる納豆菌などの「枯草菌」。つまり、その物質を作る酵素を持っていない人は、納豆菌の酵素に代わりに作ってもらい、その納豆を食べることで、同じ効果を得られると考えられるのです。

さらに、発酵食品を食べるということは、微生物の酵素が作った〝健康にいい物質〟を食べているだけではありません。ヨーグルトや納豆などの発酵食品を食べて、そこにいる微生物が生きたまま腸に届けば、腸にいるあいだはその酵素に〝健康にいい物質〟を作ってもらうことだってできます。そのため、なるべく生きた微生物を使った発酵食品がおすすめなのです。

私たちが昔から食べてきた発酵食品は、まさに「善玉酵素の宝庫」といえます。

「善玉酵素」と「食事成分」の組み合わせが、これからの腸活を変える

これまでは、腸活というと「善玉菌を食べよう！　増やそう！」というように、菌の話が中心でした。でも、善玉菌そのものが私たちの体の中にそのまま入って吸収され、健康効果を発揮してくれるわけではありません。

実際に健康にとって大事なのは、酵素が作ってくれる物質です。

さきほど紹介した、食物繊維から腸内細菌の酵素が作る短鎖脂肪酸や、オメガ3脂肪酸から納豆菌の酵素が作るアレルギー改善物質といった、微生物の酵素が作る〝健康にいい物質〟が体に影響を与えているのです。

つまり、「善玉菌を増やすことが大事」、「善玉菌のエサを食べましょう」ということれまでの考え方だけでは腸活は不十分。**「腸内細菌や発酵食品の微生物が持つ善玉酵素」と「食事成分」の組み合わせで、どんな物質が作られるかを考えることが大切だ**ということです。この物質のことを「ポストバイオティクス」と呼びます。

腸活のキーワードとして、「プロバイオティクス」、「プレバイオティクス」、「シンバイオティクス」という言葉が使われることがあります。

プロバイオティクスとは、乳酸菌、ビフィズス菌、納豆菌など体にいいといわれる善玉菌のこと。プレバイオティクスとは、善玉菌を増やすためのエサになる食材のこと。そして、そのふたつを一緒に摂ることがシンバイオティクスです。

最近では、これら3つに続く新しいコンセプトとして、**腸内細菌や発酵食品の微生物の酵素が食事成分から作る〝健康にいい物質〟、ポストバイオティクスが注目されているのです。**

また、健康のためには、腸内細菌や発酵食品の微生物の酵素だけに頼るのではなく、当然、自分の酵素にもしっかり働いてもらう必要があります。つまり、これらすべての酵素を総動員して食の効果を高めていくことができれば、腸活で期待する効果がさらに得やすくなるのです。

そのためには、ヨーグルトに納豆、野菜たっぷりのみそ汁といった、ワンパターン化した一辺倒な食べ方ではなく、どの酵素にどの物質を作ってもらうかを意識する必要があります。腸活で免疫力を上げたいのか、それとも太りにくくなりたいのか、血糖値を上がりにくくしたいのか、目的によって食べ方を変えていくことが大事なのです。

善玉コラム②

「これまでの腸活」のやりすぎに要注意

「善玉菌を増やそう！　善玉菌のエサを食べよう！」というのがこれまでの腸活の考え方でしたが、じつは、その腸活のやりすぎが逆に腸の不調を招く場合があることが近年わかってきました。そのひとつが「SIBO（小腸内細菌増殖症）」です。

　たとえば、よかれと思って腸内細菌のエサになる食物繊維を過剰に食べすぎたり、発酵食品や整腸剤をとりすぎたりすると、本来は大腸にいるべき腸内細菌が小腸にまで流入してくることがあります。

　じつは腸内細菌のほとんどは大腸にいて、小腸には少数しかいないのが通常なのですが、腸活のやりすぎで腸内細菌を増やしすぎたせいで、大腸の許容量を超えて溢れ出てしまった状態といえるのです（なにを隠そう、私も経験しました）。

　すると、お腹が張って苦しい、ゲップがでる、下痢や便秘といった過敏性腸症候群によく見られるような症状を引き起こします。さらに、小腸で腸内細菌が増えすぎたことで、私たち自身と腸内細菌とのあいだで栄養の取り合いが起こり、双方が栄養不足になって私たちが持つ酵素も腸内細菌が持つ酵素も、十分に働くことができない環境になってしまいます。それでは、なんのための腸活かわかりません。

　腸内細菌のエサになるようなものを一度にたくさん食べすぎるのは要注意です。

『腸内環境は一日にして成らず』。

　急激な変化は腸の負担になりますので、日々少しずつ腸内環境をよくしていくことが大切です。

Column

第４章

健康になる食事は、
“食べ合わせ”がカギだった！

「善玉酵素」の働きをよくする㊪食べ方

自分の健康にいい「善玉酵素」の働きをよくして、
健康にあまりよくない「悪玉酵素」の働きを
抑える“新しい食べ方”を紹介します。

「善玉酵素」を喜ばせる栄養素、酵素の〝悪玉化〟を防ぐ栄養素

ここからは、酵素の働きを意識した「食べ方」を紹介していきます。まずは、個々の酵素ではなく、酵素全般の話から。

38ページで紹介しましたが、酵素の多くは、ビタミンやミネラルがないと働いてくれません。そのため、ビタミンやミネラルを食事で摂ることは、酵素に働いてもらううえで重要です。酵素の種類によって必要なビタミンやミネラルが異なっているので、いろいろな食材をバランスよく食べることが大切ですが、とくに必要とされることが多いのはビタミンB群です。

ビタミンB群には、ビタミンB_1やビタミンB_6やナイアシンなど、いろいろありますが、それらが比較的多く含まれている食材は「レバー類」です。家の料理に登場しづらい食材なので、ペースト状になって瓶詰めされているものを常備してパンやサラダに使ったり、あと一品足りないときにレバーが使われているお総菜を買うようにする

といった工夫をするといいかもしれません。

ちなみに、生の野菜や果物をミキサーにかけて飲む「酵素ジュース」という健康法があるようですが、酵素を食べても体内で働くことは残念ながらありませんが、ビタミンやミネラルの補給という意味では酵素の役に立っているといえると思います。

一方で、酵素は活性酸素や糖によって〝悪玉化〟することもあります。

アルコールの飲みすぎやストレスなど、さまざまな原因によって活性酸素というものが体内で作られますが、その際に、酵素に活性酸素が結合して「酸化」すると、酵素の形が乱れてきちんと働けなくなります。そういうときに頼りになるのが、活性酸素を減らしてくれる抗酸化物質。**抗酸化物質であるビタミンCやビタミンE、ポリフェノールなどを含む食材がおすすめです。**

また、酵素に糖が結合する「糖化」も、必要以上に進むと働きに不具合がでてくるので、砂糖や果糖のとりすぎに要注意。清涼飲料水や果物に含まれる果糖は、糖化を引き起こす力がとても強いといわれているので、清涼飲料水の飲みすぎはもちろん、体にいいからといって果物を食べすぎるのも酵素の働きにはよくありません。

大事な酵素を〝悪玉化〟させないことも大事なのです。

「善玉酵素」の働きをよくするには、〝食べ合わせ〟が重要

次はそれぞれの「善玉酵素」の働きをよくして、たくさん働いてもらう食べ方です。酵素にはたくさんの種類があり、免疫力を上げてくれる物質を作ったり、血糖値を下げる物質を作ったりしていますが、原則的に、ひとつの酵素はひとつの物質しか作れません。また、酵素が物質を作るためには〝材料〟が必要ですが、それも特定のものに決まっています。つまり、自分の目的に合った物質の〝材料〟をしっかり食べてあげればいいのです。

たとえば44ページで、ある酵素がオメガ3脂肪酸を材料にアレルギーを改善する物質を作りだすことを紹介しましたが、せっかくその「善玉酵素」を持っていても、魚やアマニ油などを食べずにオメガ3脂肪酸が不足した状態だと、その改善物質を作ることができません。**どの酵素にたくさん働いてほしいのかを意識して食べることが大事なのです。**

また、56～57ページでビタミンやミネラルが酵素の働きに必要という話をしましたが、より働いてほしい特定の酵素があるなら、その酵素が必要とするビタミンやミネラルを意識して食べると働きがよくなるので、〝材料〟と一緒に食べるのもおすすめです。「善玉酵素」は、私たちだけが持っているわけではありません。腸内細菌の「善玉酵素」の働きも私たちの健康にとって重要です。腸内細菌の「善玉酵素」にたくさん働いてもらうためには、私たち自身が持っている酵素と同じように、その酵素が必要とする材料を食べてあげることが大切。たとえば、46ページで紹介した短鎖脂肪酸を酵素にたくさん作ってほしいなら、材料である食物繊維やオリゴ糖を意識して食べることです。

また、発酵食品の微生物が持っている「善玉酵素」の力を借りる場合もあります。納豆菌の酵素がアレルギー改善物質を作ることがマウスの実験でわかっていますので、その効果を期待する場合は、納豆と一緒に、材料であるＥＰＡが含まれるアマニ油や魚を食べる必要があります。

このように、**目的に合わせた材料を含む食材を食べつつ、〝食べ合わせ〟を意識することが、酵素に着目した食べ方のポイントなのです。**第5章と第6章で目的別の具体的な食べ合わせを紹介します。

不調や病気をもたらす「悪玉酵素」を働かせない食べ方

「悪玉酵素」は、自分の健康にとって都合の悪い働きをする酵素のことです。たとえば、血圧が気になる人にとっては、血圧を上げてしまう酵素が「悪玉酵素」ということになります。そういった「悪玉酵素」を〝あまり働かせないようにする食べ方〟というのもあります。

血圧の例でいえば、血圧を上げる酵素がいて、その働きを弱める食材がわかっていますので、それを食べることが「悪玉酵素」を働かせない食べ方ということになります。**血圧だけでなく、血糖値が上がりやすくなる「悪玉酵素」の働きを邪魔する食べ方などもあるので、第6章で具体的に紹介したいと思います。**

また、「ベジファースト」という言葉を聞いたことがありますでしょうか？

食事の最初に野菜を食べるという超簡単な健康法ですが、これは野菜に含まれる食物繊維が最初に腸に入ることで、そのあとに入ってくる糖が「悪玉酵素」に届きにくくなるというものです。

このように、食材に含まれる成分のなかには、特定の酵素の働きだけを抑えたり、材料が酵素に届きにくくしたりするものがあるので、その効果を狙って食べることもできるのです。


また、大事な栄養素を食材自体の「悪玉酵素」が分解してしまうこともあります。ちょっと意外かもしれませんが、ビタミンCが豊富なにんじんやきゅうり、キャベツなどは、同時にビタミンCを分解するアスコルビナーゼという酵素をたくさん持っています。また、鯉やフナなどの淡水魚やあさりなどの2枚貝は、チアミナーゼと呼ばれるビタミンB_1を分解する酵素を持っています。

これらの食材にも体にいい成分が含まれていますので、食べたらダメ、という話ではありませんが、せっかくとったビタミンを分解してしまう「悪玉酵素」には、ちょっとお休みいただきたいですよね。その場合、**加熱したり、酢をかけるなど、調理法を工夫することで温度やpHを変えると、「悪玉酵素」が働きにくい環境になります。**

たとえば、にんじんをサラダなど生で食べる場合は、ドレッシングにお酢やレモン汁を使うと「悪玉酵素」が働きにくくなるので、おすすめです。

食材が持っている「善玉酵素」も、私たちの食生活に役立つ

私たち人間や腸内細菌などの微生物と同じように、植物も生き物ですので、当然、酵素を持っています。私たちに関係してくるのは食材として使っている植物、つまり野菜や果物です。

繰り返しお伝えしているように、食材に含まれる酵素のほとんどは、私たちの体の中に吸収されて働くことはありませんが、口や胃や腸で消化や吸収を助けてくれることはあります。

たとえば、大根にはジアスターゼというでんぷんを分解する消化酵素が含まれています。ジアスターゼは、私たち自身が持っているアミラーゼという消化酵素と同じ働きをします。つまり大根を食べると、大根のジアスターゼと私たちのアミラーゼが協力して、口や腸の中ででんぷんを分解してくれるので、少しくらい食べすぎても胃もたれや胸やけがしにくくなります。

その他にも、アボカドやきゅうりには脂肪を分解する消化酵素が、パイナップルやキウイフルーツにはタンパク質を分解する消化酵素がたくさん含まれています。これらには肉を柔らかくして消化をよくする働きがあるので、好みが分かれると思いますが、酢豚にパイナップルを入れるのは理にかなっているといえます。

こういった食材の酵素の力を利用するなら、酵素は熱に弱いタンパク質なので、**あまり加熱せずに生で使ったり食べたりすることがポイント。また、植物も生き物なので、収穫後はだんだん酵素の力が弱まっていくため、鮮度も大切です。**

さらに、野菜や果物などは、私たち動物の細胞と違って「細胞壁」という堅い殻に覆われているので、すりおろして食べると細胞壁が壊れて効率よく酵素が働くことができます。また、よく噛むことでも、すりおろしたのと同じように酵素が出てきて働いてくれることが期待できます。少しお行儀がよくないですが、消化酵素の入っている食材と分解してもらいたい食材を一緒にほおばり、よく噛んで食べると効果的に酵素が働いてくれると思います（75ページで紹介しているアボカドとまぐろの食べ合わせがこの例なので、ぜひよく噛んで食べてください）。

私たちの食事の消化や吸収を助けてくれる食材の酵素も、「善玉酵素」のひとつといえるのです。

善玉コラム③

腸活は、酵素によって〝新たなステージ〟に進む

私たちは現在、日本各地にお住まいの方が「どのような腸内細菌を持ち、どんな食事をすることで、どんな〝健康にいい物質〟（ポストバイオティクスといいます）を作って、どういう健康状態にあるか」といった、日本人の腸内環境を解明するための研究をしています。この研究が進むことで、なんとなく感じていながらも、実際にはよくわからなかった〝食の効果〟や〝腸内細菌の力〟を明らかにしたいと思っています。

さらに、その人自身の酵素やその人の腸内細菌の酵素を調べることで、どんなポストバイオティクスを作れるかもわかるようになるので、その結果をもとに、近い将来、一人ひとりの酵素にあわせた〝オーダーメイドの食べ方〟ができる時代がやってくると期待しています。

自分が欲しいポストバイオティクスを自分自身や腸内細菌では作ることができない場合は、発酵食品の微生物の酵素に作ってもらい、その発酵食品を食べることで健康効果を得る方法もあります。そのために私たちは、ポストバイオティクスを作れる発酵食品と、そこに含まれる微生物を探しています。

また、微生物に作ってもらうのではなく、ポストバイオティクスそのものをサプリメントとして摂取するという考え方もあり、実際にそのような製品が作られはじめています。

このように、「酵素」に着目することで、腸内環境の研究は大きく広がっています。みなさんの腸活も、酵素の働きを意識することでこれまでとは違う〝新たなステージ〟に進むと確信しています。

Column

第 5 章

たった1食で
ダブル&トリプルの健康効果!

「善玉酵素」の働きを最大化!
健康効果別
“食べ合わせ”メニュー

「善玉酵素」の働きをよくするには、具体的に何を食べればいいのか。
まずは、おすすめのメニューを紹介します。
食材と食材の「食べ合わせ」が大事なポイントです。

免疫細胞のエネルギーを作る

豚ニラしょうが炒め

「豚肉×ニラ」でビタミンB_1の吸収率アップ！
免疫細胞を元気にして免疫力アップ！

しょうが

しょうがの辛味成分**ショウガオール**で体を温めて、酵素を働きやすくする。

ニラ

ニラの香りのもと**アリシン**で、豚肉に含まれるビタミンB_1の吸収を約10倍アップ。

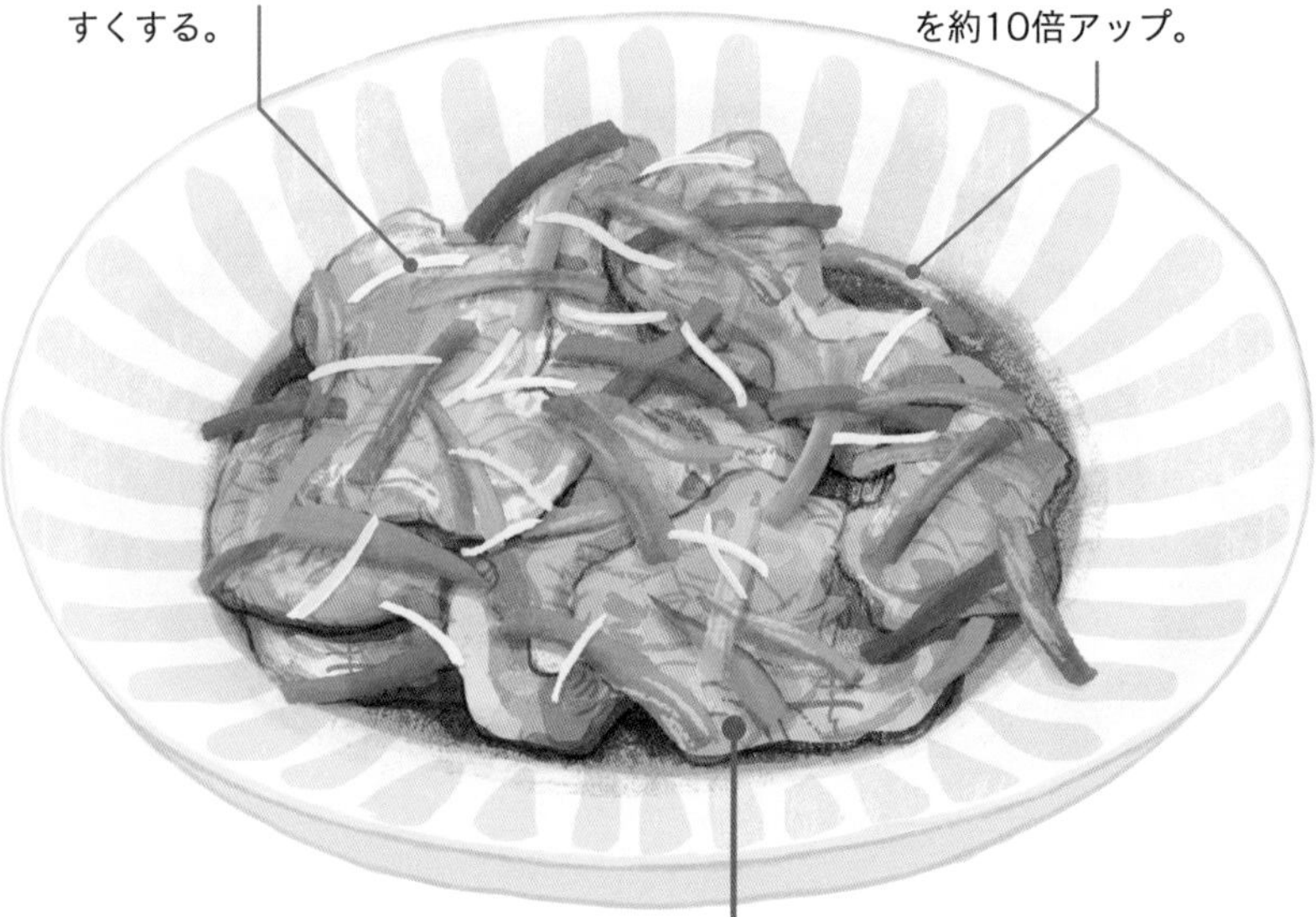

善玉酵素の働きアップ！

豚肉

ミトコンドリアで働く「善玉酵素」が、豚肉に多く含まれている**ビタミンB_1**の助けを借りてエネルギーを作りだす。免疫細胞はそのエネルギーのおかげで全身を走り回ることができ、ウイルスなどから体を守っている。

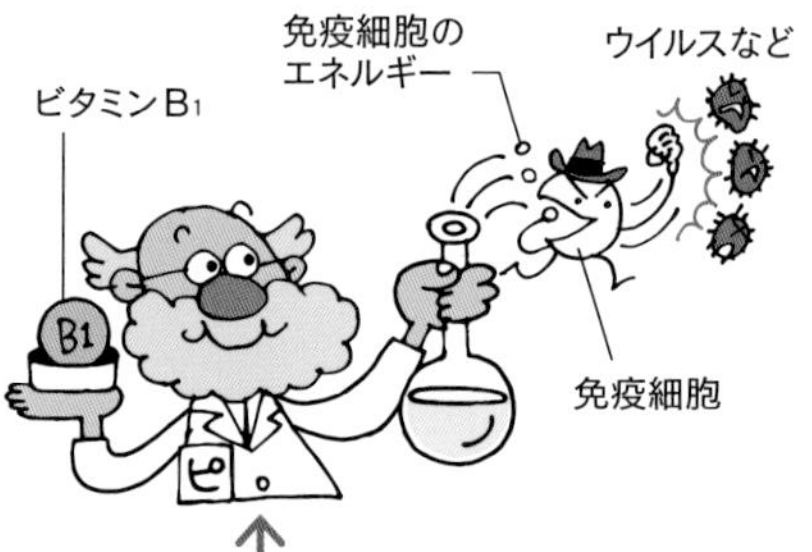

善玉酵素 **ピルビン酸脱水素酵素**

Check!
詳しい説明は、P84～87へ。

大事な免疫細胞を腸に呼び戻す

キャロットラペ

「にんじん×オイル」で免疫に大事なビタミンAを効果的に摂取！
レモンで“悪玉酵素の働き”をブロックする！

こしょう

こしょうの成分**ピペリン**で体を温めて、酵素を働きやすくする。

レモン

ビタミンCを分解してしまうにんじんの「悪玉酵素」の働きをレモンでブロックする。

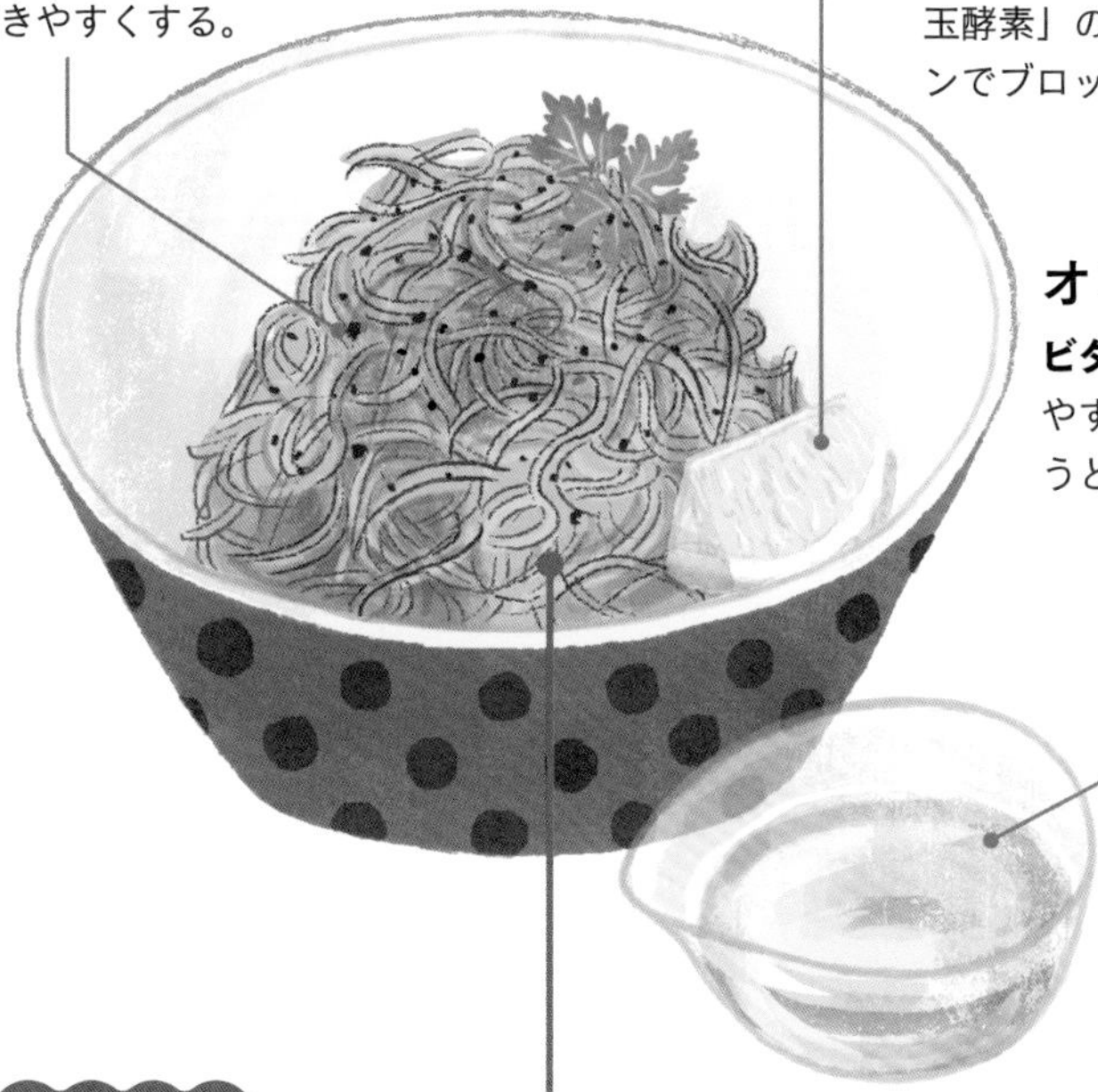

オリーブオイル

ビタミンAは油に溶けやすいのでオイルを使うと吸収率アップ。

善玉酵素の働きアップ！

にんじん

「善玉酵素」が、にんじんに多く含まれるβカロテンから作られる**ビタミンA**をもとにある物質を作ると、体じゅうをパトロールしている免疫細胞が自分の“ベース基地”である腸に戻ってくるための目印が作られる。腸で免疫がしっかり働くことをサポート。

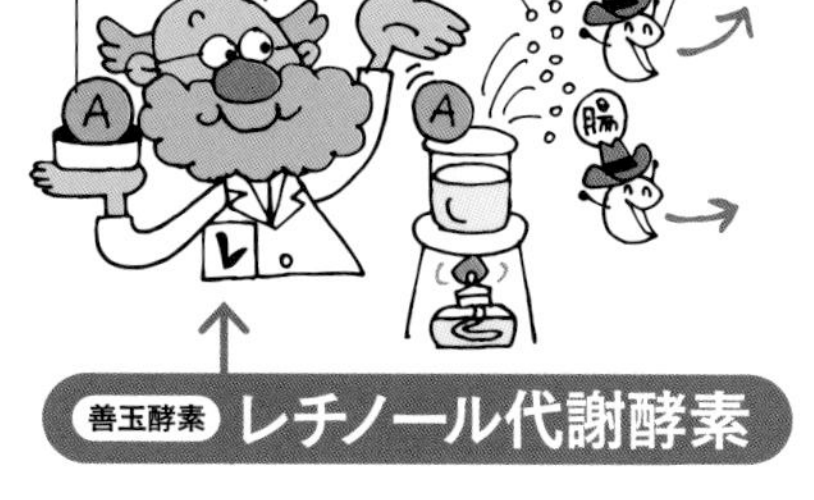

免疫細胞の働きをよくする

しいたけ入り親子丼

「鶏肉×しいたけ」の食べ合わせで“ダブル効果”！
免疫細胞マクロファージの機能を高める！

玉子

玉子の**ビタミンA**の働きで、免疫細胞が腸でよく働くようになる。

しいたけ

しいたけに含まれている**ビタミンD**は、免疫細胞の働きを高める。

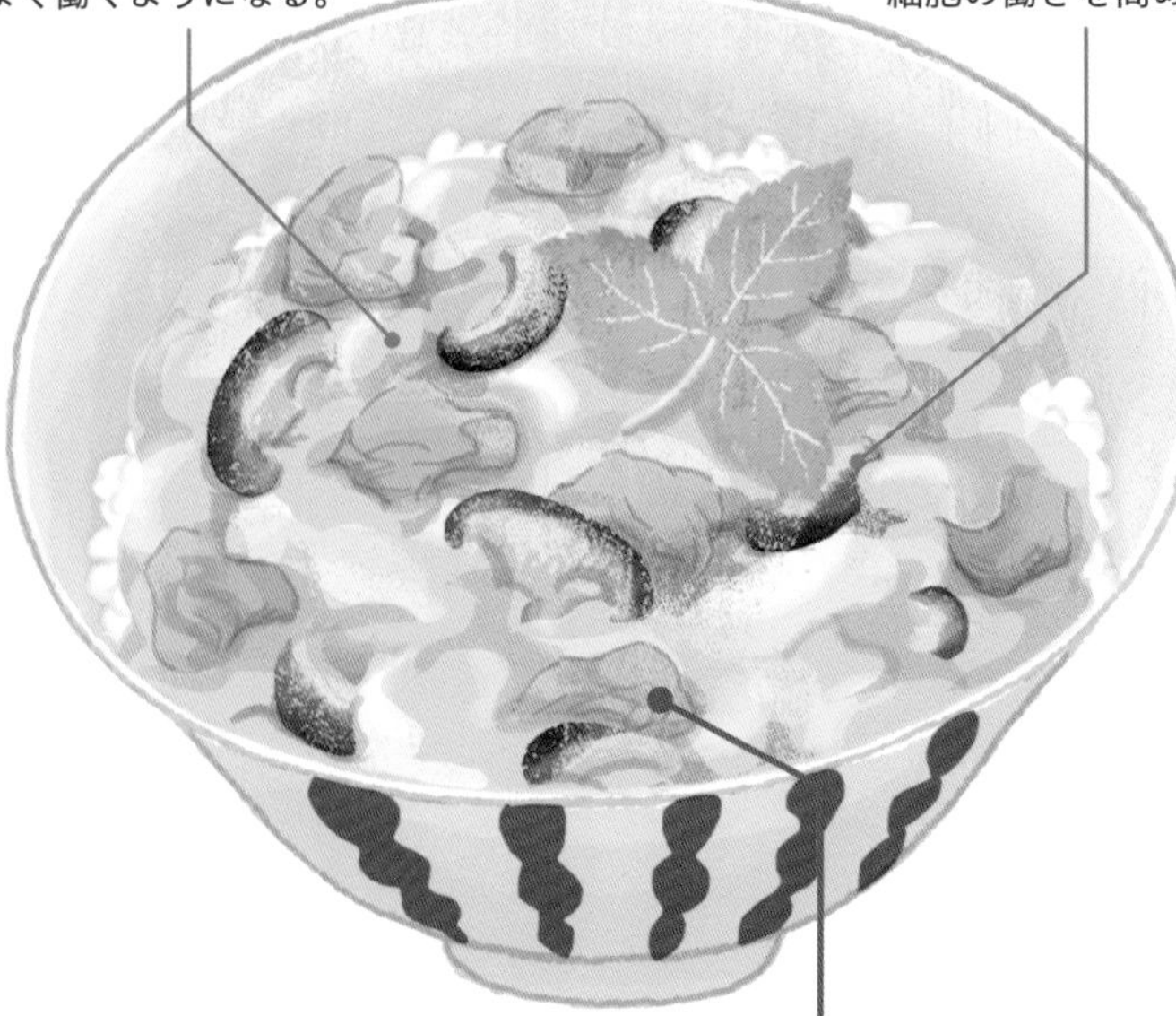

善玉酵素 の働きアップ！

鶏肉

免疫細胞が持っている「善玉酵素」が、鶏肉に含まれている**アルギニン**から一酸化窒素という強い殺菌作用のある物質を作る。それによって、免疫細胞はウイルスや細菌などの病原体を退治することができる。

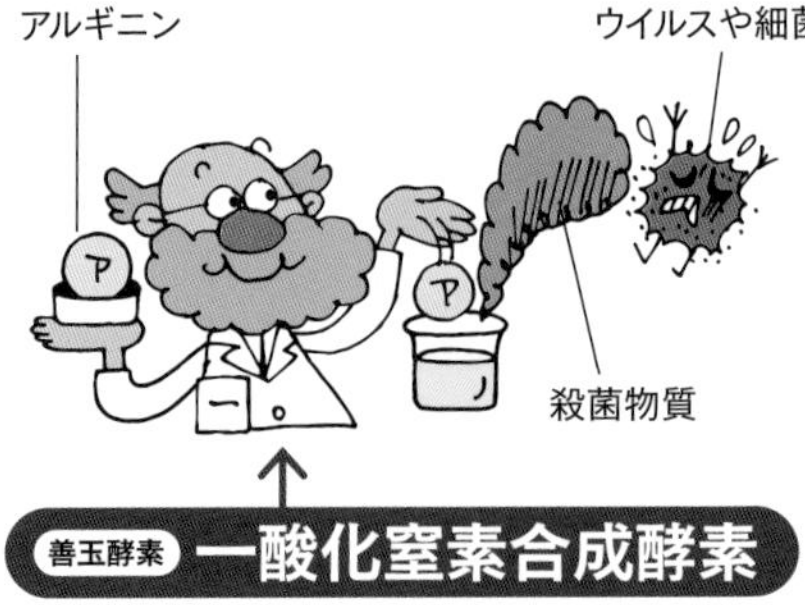

Check!
詳しい説明は、P82〜83へ。

免疫細胞の働きをよくする

えびとマッシュルームのアヒージョ

「えび×にんにく」のダブルで、アルギニンたっぷり！
マッシュルームで免疫細胞を元気にする！

オリーブオイル

ビタミンDは油に溶けやすいので、オリーブオイルで吸収率アップ。

マッシュルーム

マッシュルームに含まれている**ビタミンD**は免疫細胞の働きを高める。他のきのこ類でもＯＫ。

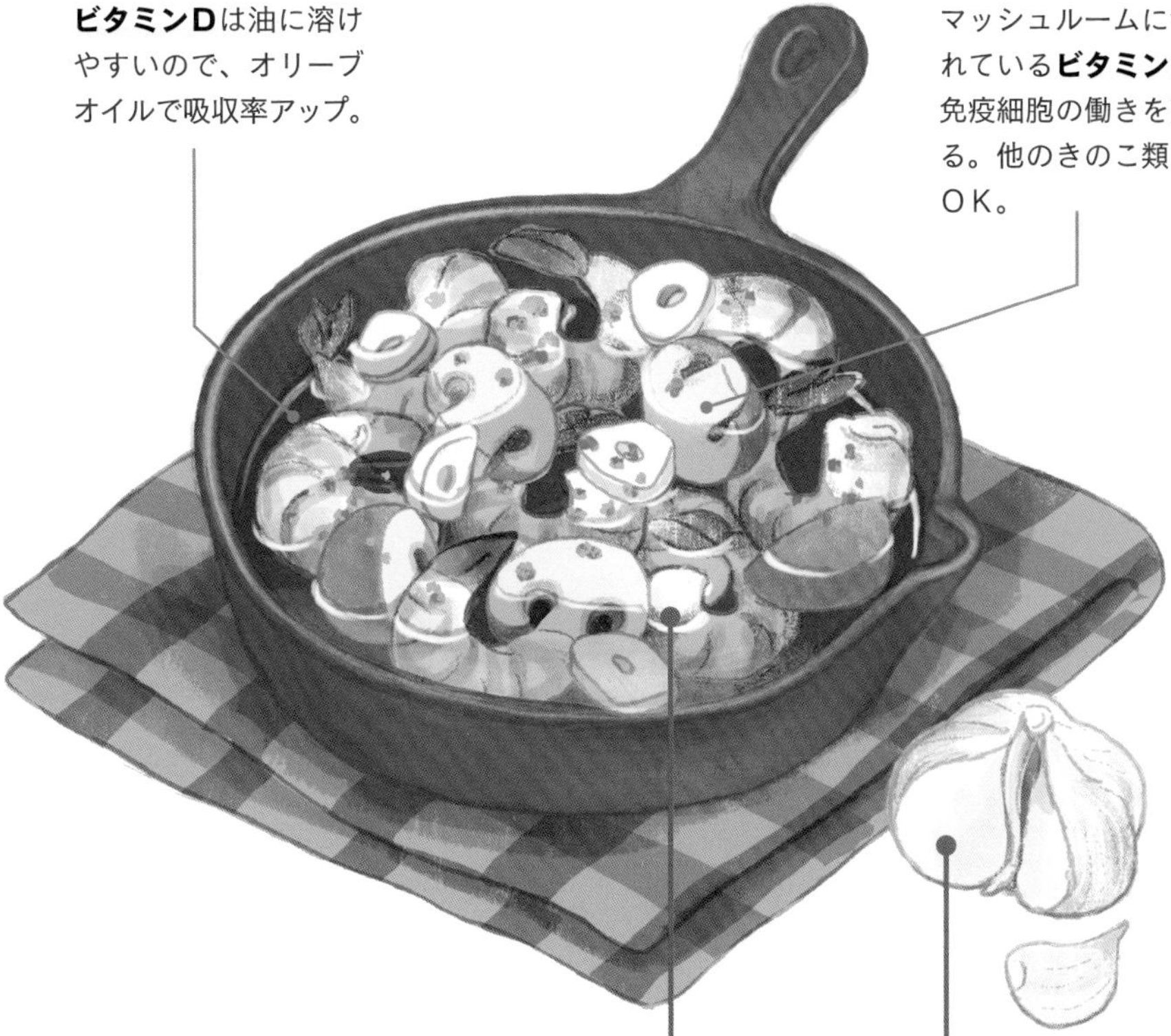

善玉酵素の働きアップ！

えび
にんにく

免疫細胞の「善玉酵素」が、えびやにんにくに含まれているアミノ酸の一種である**アルギニン**から一酸化窒素という殺菌物質を作る（詳しくは右ページ参照）。

脂肪を燃やすミトコンドリアを増やす

鮭とブロッコリーのホイル焼き

「鮭×ブロッコリー」でミトコンドリアを増強して
“燃焼スイッチ”をオンする!

ブロッコリー

ブロッコリーに含まれる**スルフォラファン**は脂肪を燃やすミトコンドリアを増やす。

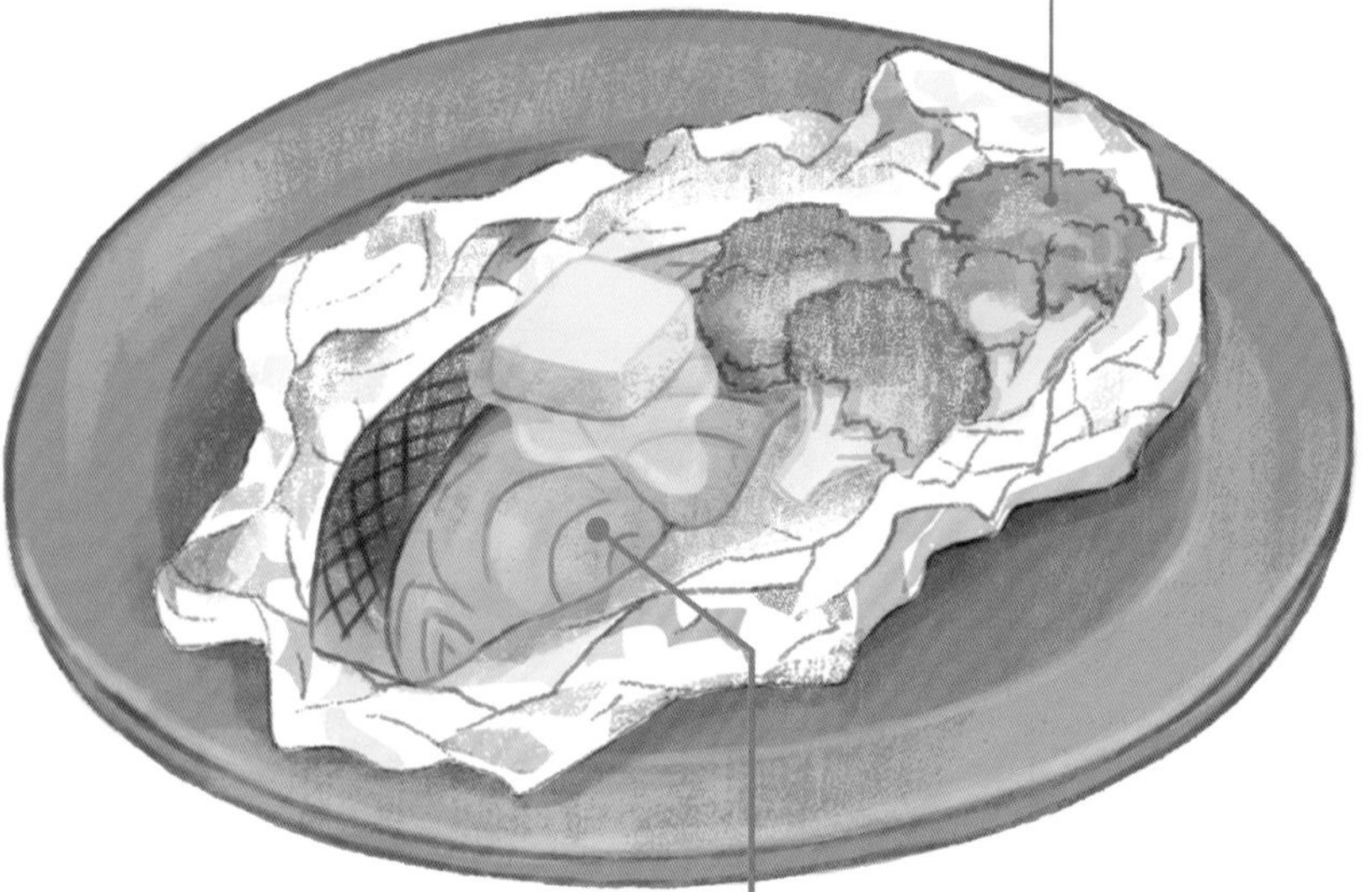

善玉酵素の働きアップ!

鮭

鮭の身の赤い色のもとでもある**アスタキサンチン**によって「善玉酵素」の働きが活性化すると、“燃焼スイッチ”が押されて、脂肪や糖が燃やされる。

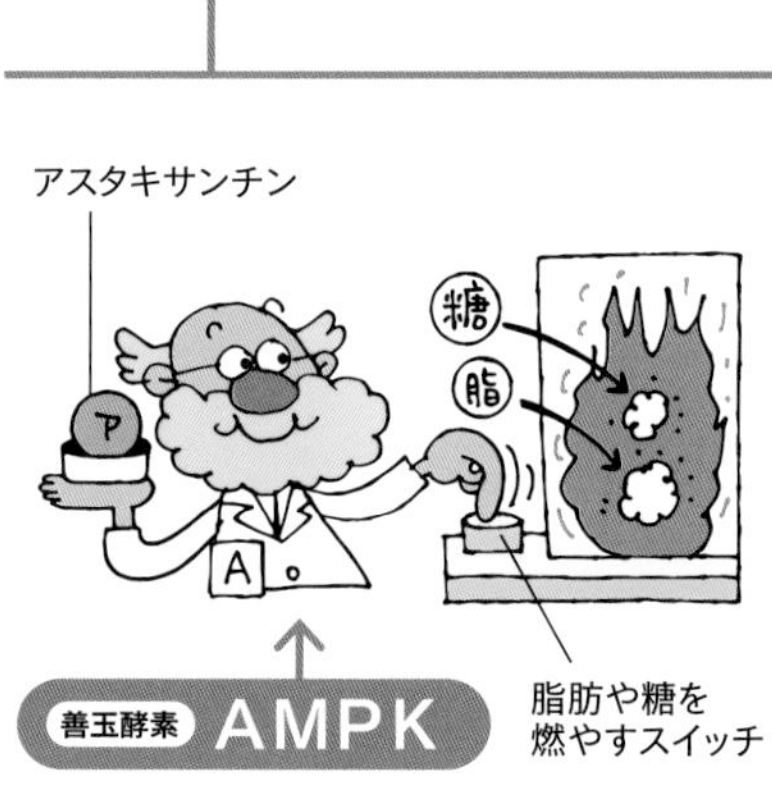

Check!
詳しい説明は、P88〜91へ。

脂肪をミトコンドリアに届けて燃やす

ラムチョップのグリル

「ラム×緑黄色野菜」で脂肪をミトコンドリアまで運ぶ！
脂肪を燃やして太りにくい体に！

ミニトマト・クレソン

緑黄色野菜に含まれている**ビタミンB_2**は、脂肪を燃やすミトコンドリアの善玉酵素の働きをよくする。

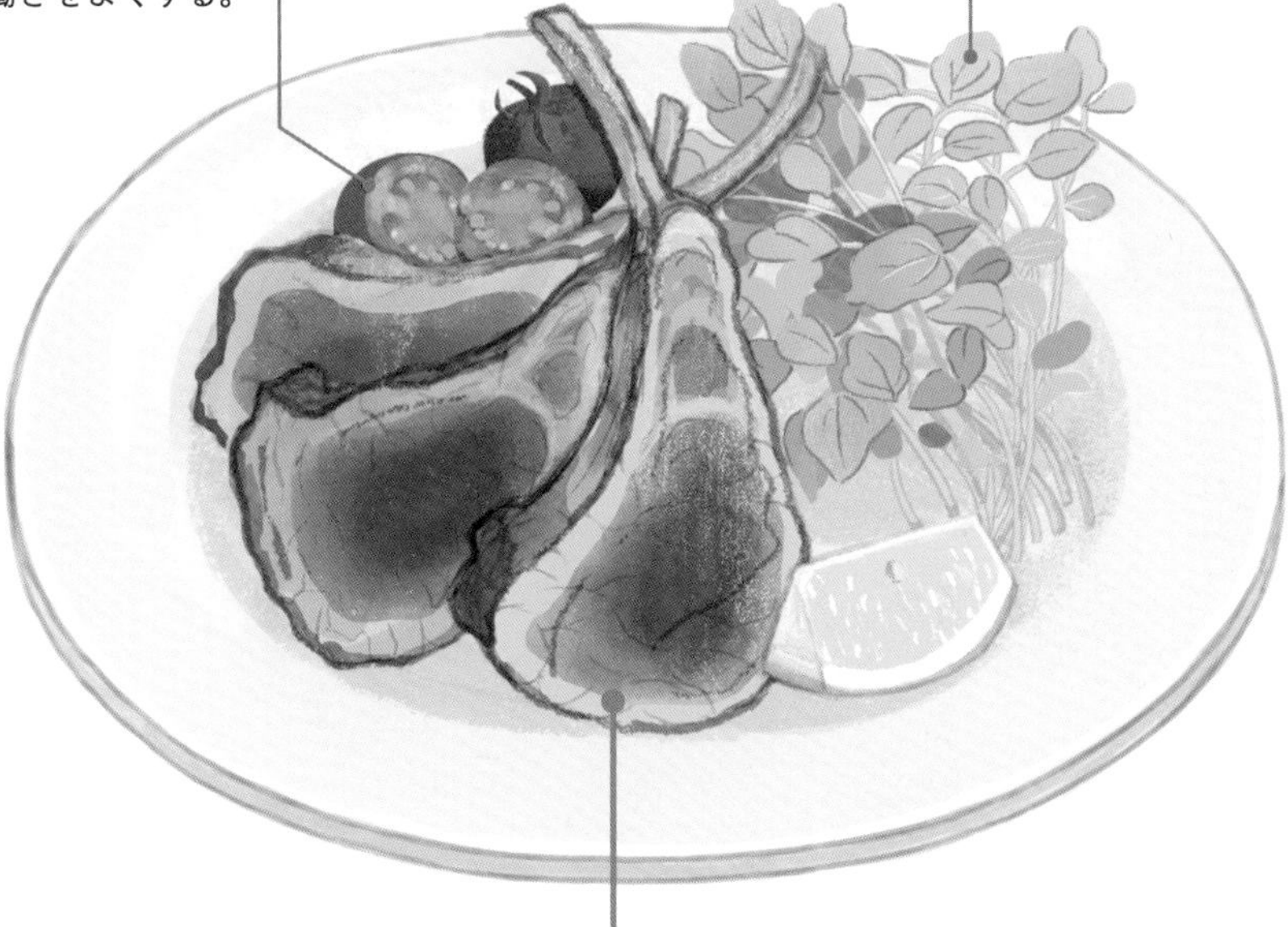

善玉酵素の働きアップ！

ラム

羊肉に多く含まれる**L-カルニチン**が、脂肪をミトコンドリアまで運ぶ。その脂肪はミトコンドリアの「善玉酵素」の働きで燃焼され、太りにくい体につながる。

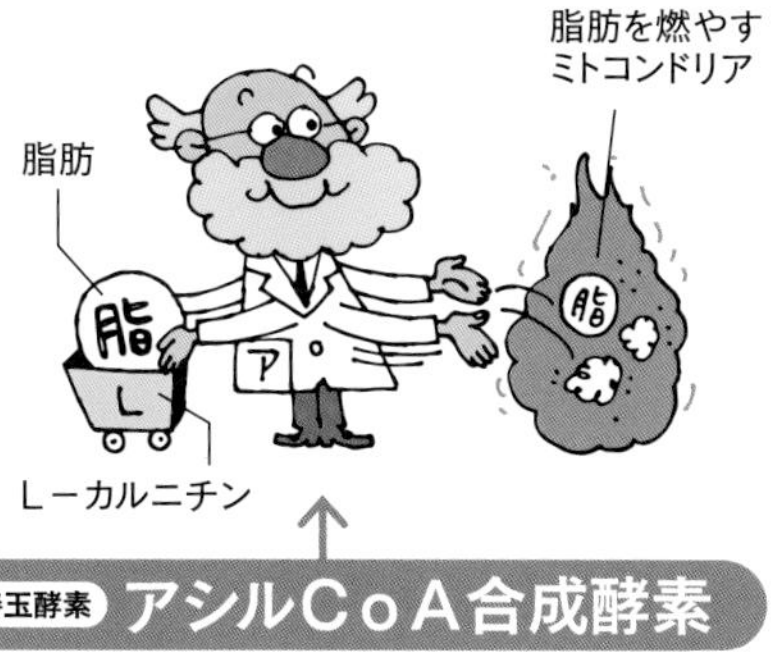

善玉酵素 アシルCoA合成酵素

血糖値を下げるホルモンを守る

舞茸のみそ汁

「かつお出汁×舞茸」で“悪玉酵素の働き”をブロック。
血糖値を下げるホルモンを分解させない！

舞茸

舞茸には、糖質を吸収しやすくする酵素の働きを邪魔する成分が入っている。

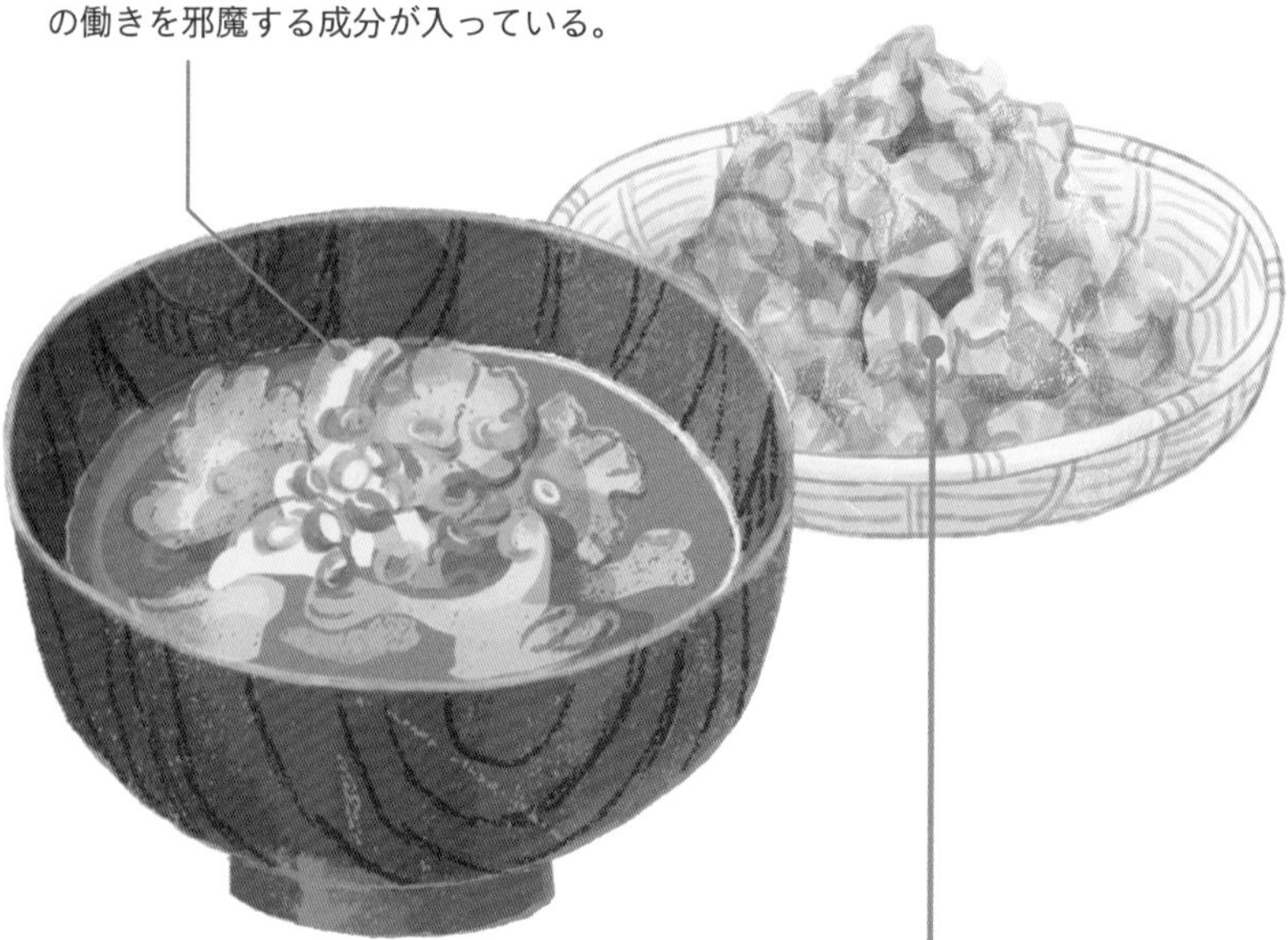

悪玉酵素 の働きブロック！

かつお出汁

血糖値を下げることにつながるインクレチンというホルモンは「悪玉酵素」の働きによって分解されてしまうが、**かつお出汁**にはその「悪玉酵素」の働きを抑える成分が入っている。

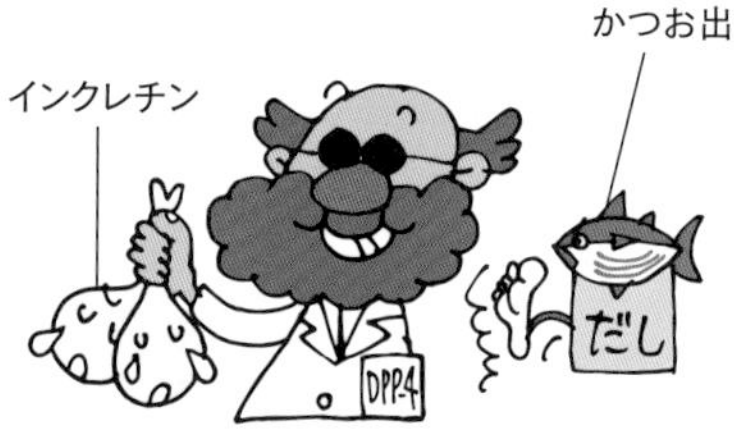

悪玉酵素 DPP-4

Check!
詳しい説明は、P92～96へ。

血糖値を下げるホルモンを増やす

ランチにおにぎり

「冷めたご飯×海藻」で、血糖値上昇をダブルで防ぐ！
ランチに食べて、夕食時の血糖値上昇まで予防！

のり・わかめ

「善玉酵素」はのりやわかめの**水溶性食物繊維**からも短鎖脂肪酸を作る。

ランチ

昼に食べると、ランチ後だけでなく、次の夕食時の血糖値も上がりにくくなる。

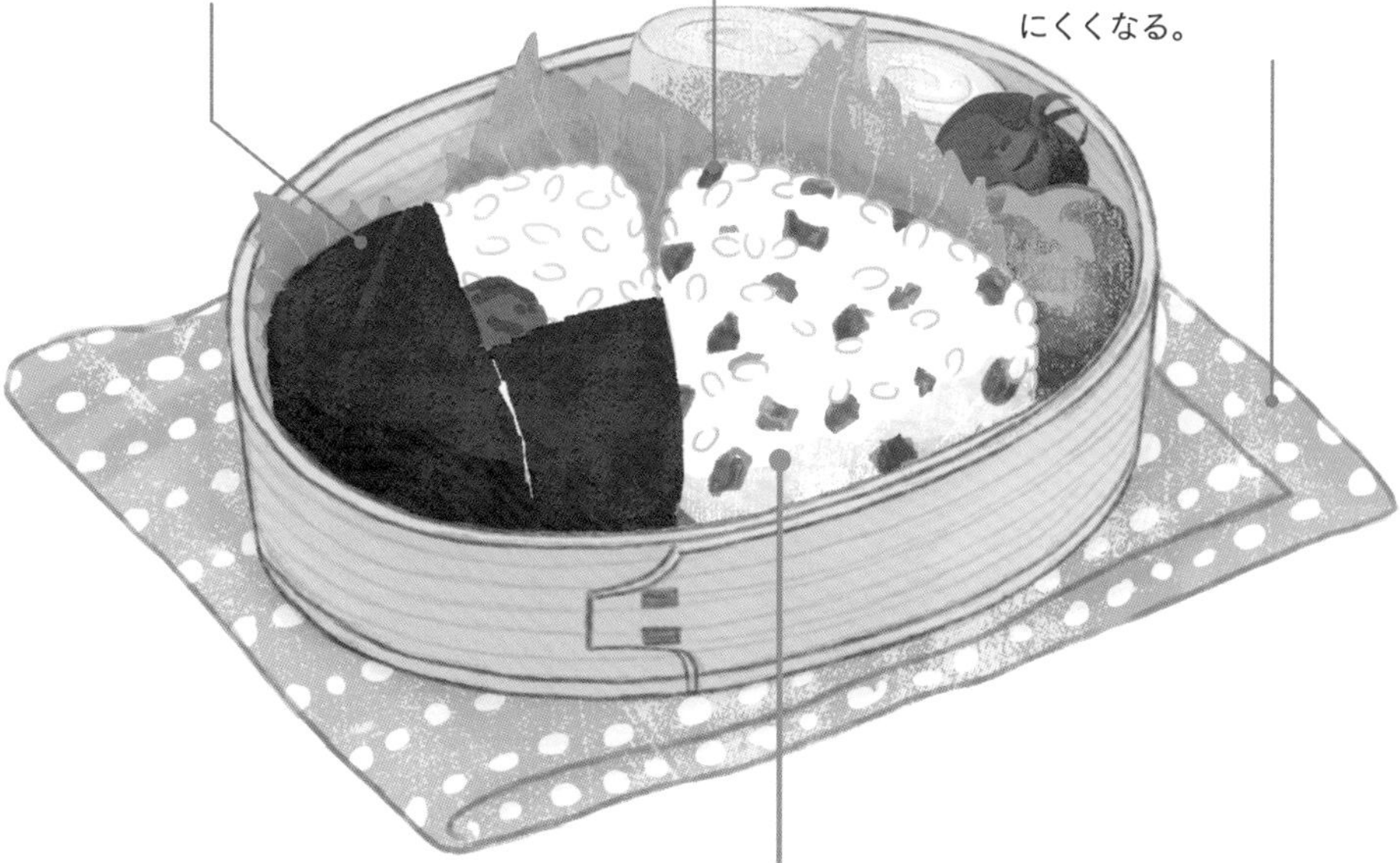

善玉酵素の働きアップ！

冷めたご飯

冷めたご飯に含まれている**レジスタントスターチ**から、腸内細菌の「善玉酵素」が短鎖脂肪酸を作ると、インクレチンというホルモンが増える。インクレチンは血糖値を下げるインスリンの分泌を促す。

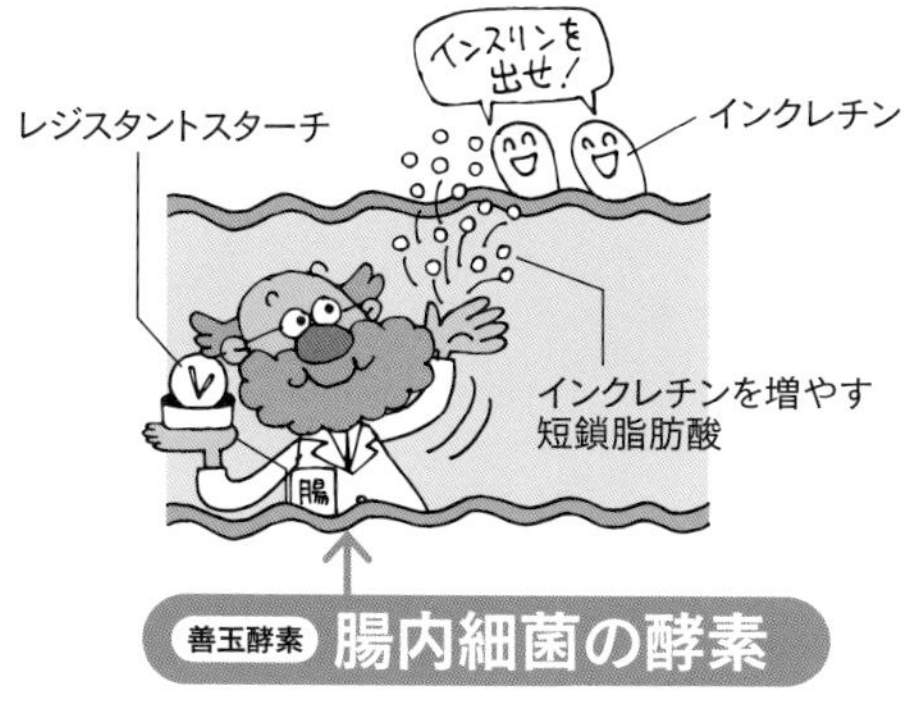

“暴走”をなだめる免疫細胞を増やす

レバニラ炒め

「レバー×にんじん×ニラ」で、
アレルギー改善に役立つ免疫細胞を増やす＆活性化！

ニラ

ニラに含まれている**ビタミンB_2**は、アレルギー改善に役立つ免疫細胞のエネルギーを作るのに必要。

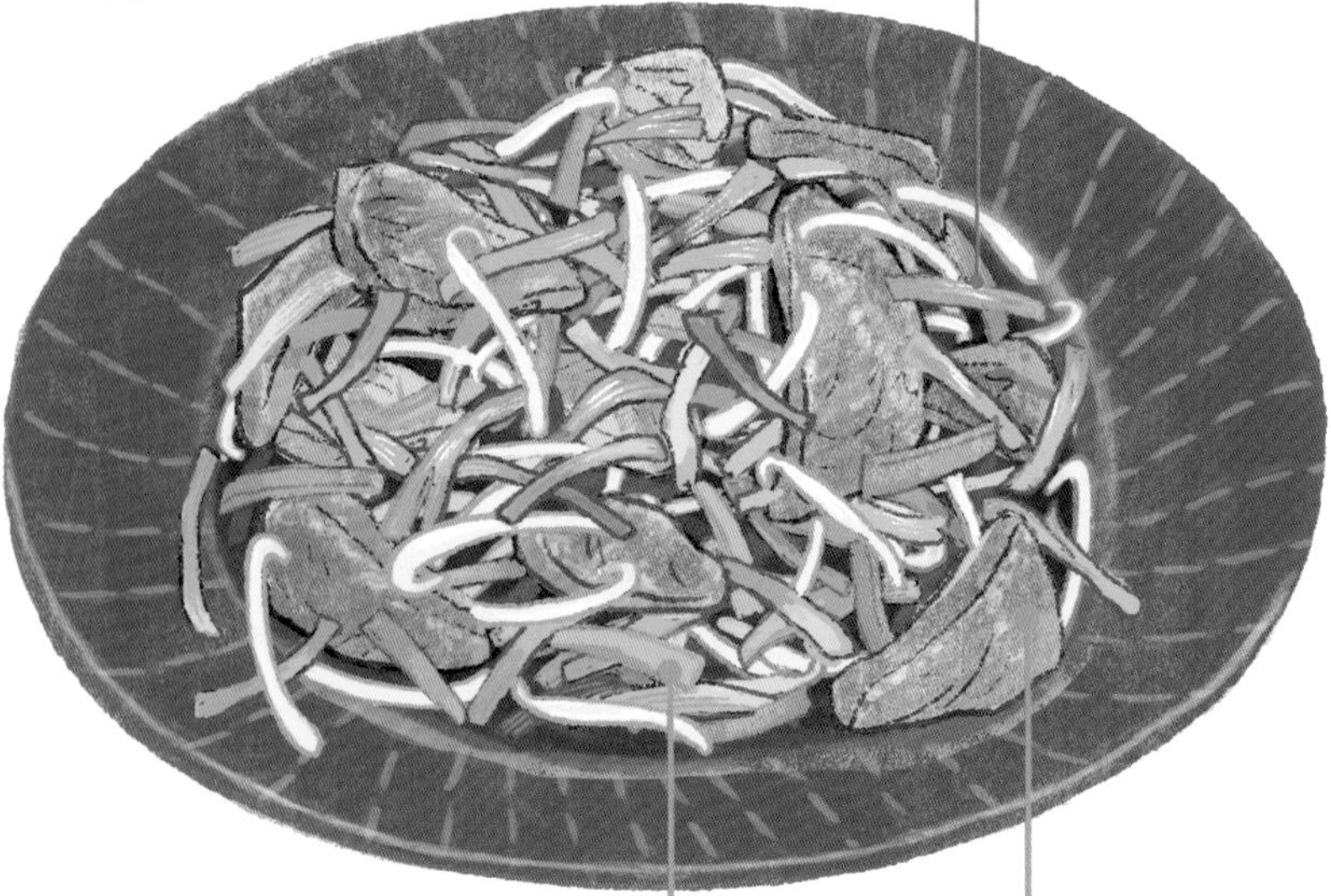

善玉酵素 の働きアップ！

レバー にんじん

レバーに含まれる**ビタミンA**と、にんじんに含まれるβカロテンから作られる**ビタミンA**をもとにして、「善玉酵素」がある物質を作る。その物質は、アレルギー改善に役立つ免疫細胞を増やしてくれる。

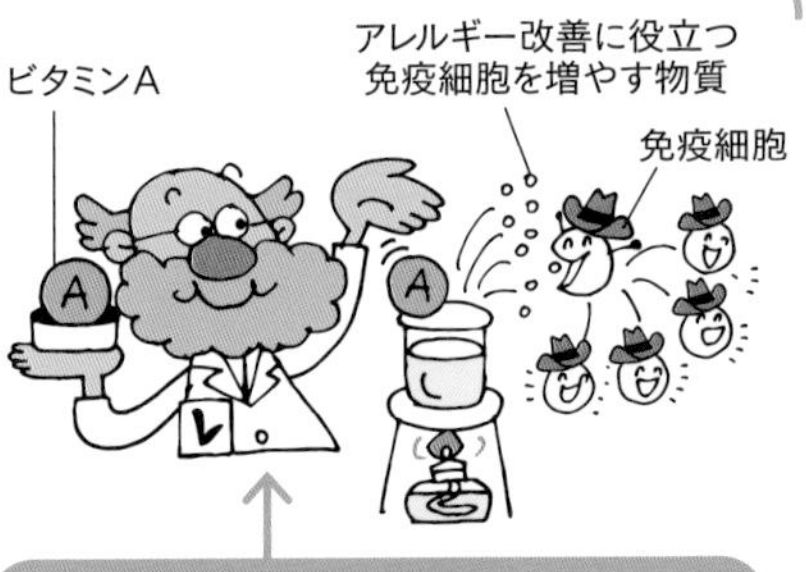

善玉酵素 **レチノール代謝酵素**

Check! 詳しい説明は、P97〜100へ。

“暴走”する免疫細胞を抑える

まぐろ納豆＆アボカド

「納豆の酵素×アボカドの酵素」の“ダブルパワー”で
まぐろの脂をアレルギー対策物質に変身！

まぐろ

まぐろに多く含まれているオ**メガ3脂肪酸**から、納豆菌がアレルギー改善物質を作る。

アボカド

アボカドに含まれている**リパーゼ**という酵素の働きでオメガ3脂肪酸の形を少し変えておくことが、納豆菌に働いてもらう際のポイント。

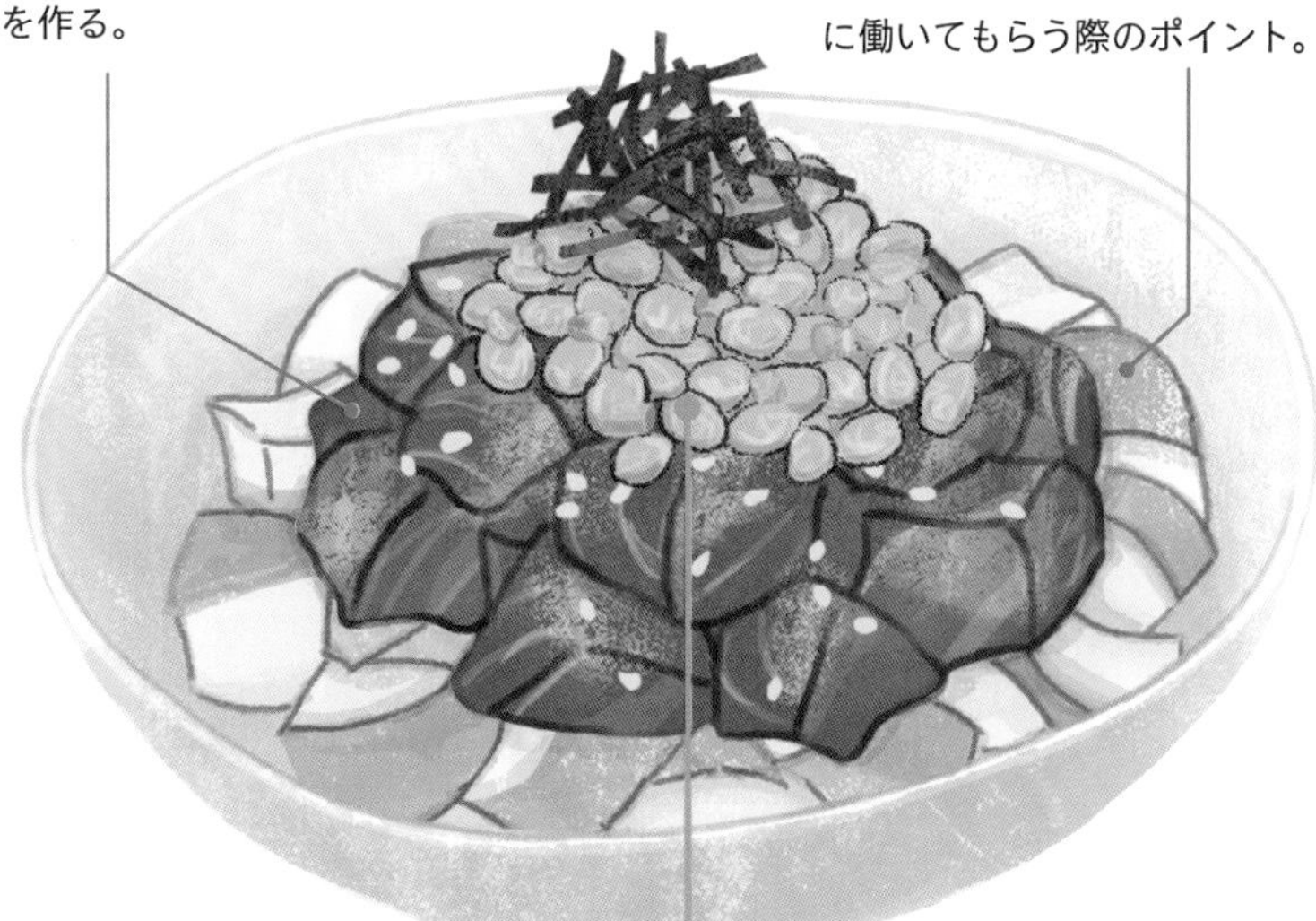

善玉酵素の働きアップ！

納豆

納豆に含まれる**納豆菌**の「善玉酵素」が、オメガ3脂肪酸からある物質を作る。その物質にはアレルギーや炎症症状を引き起こす免疫細胞の“暴走”を抑える働きがある。

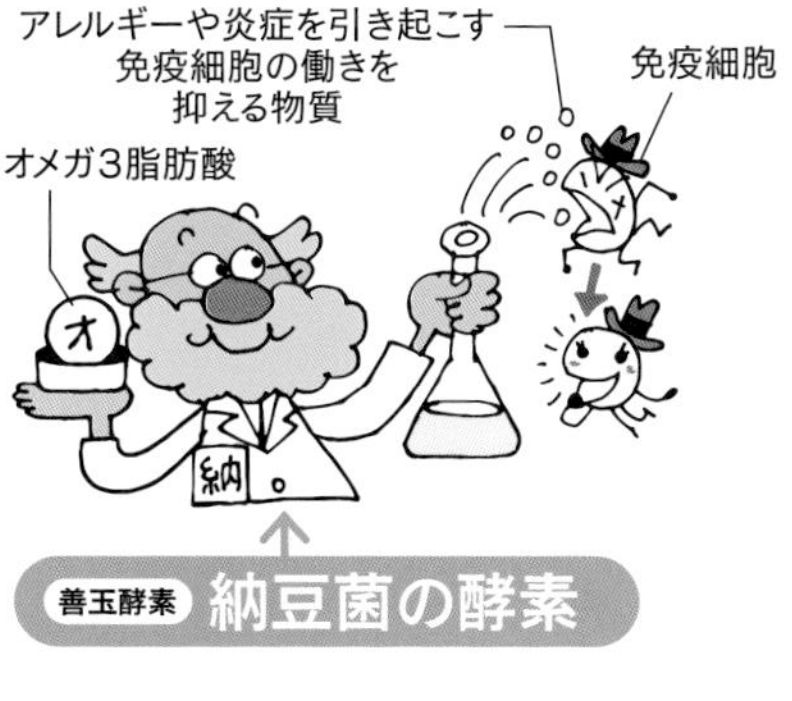

酵素のチカラで血管を広げる

ズッキーニと玉子のみそ汁

「ズッキーニ×みそ」で、血圧を上げる「悪玉酵素」を働かせない！
玉子も高血圧予防におすすめ！

玉子

玉子に含まれる**アルギニン**には、血管を広げて血圧を上がりにくくする働きがある。

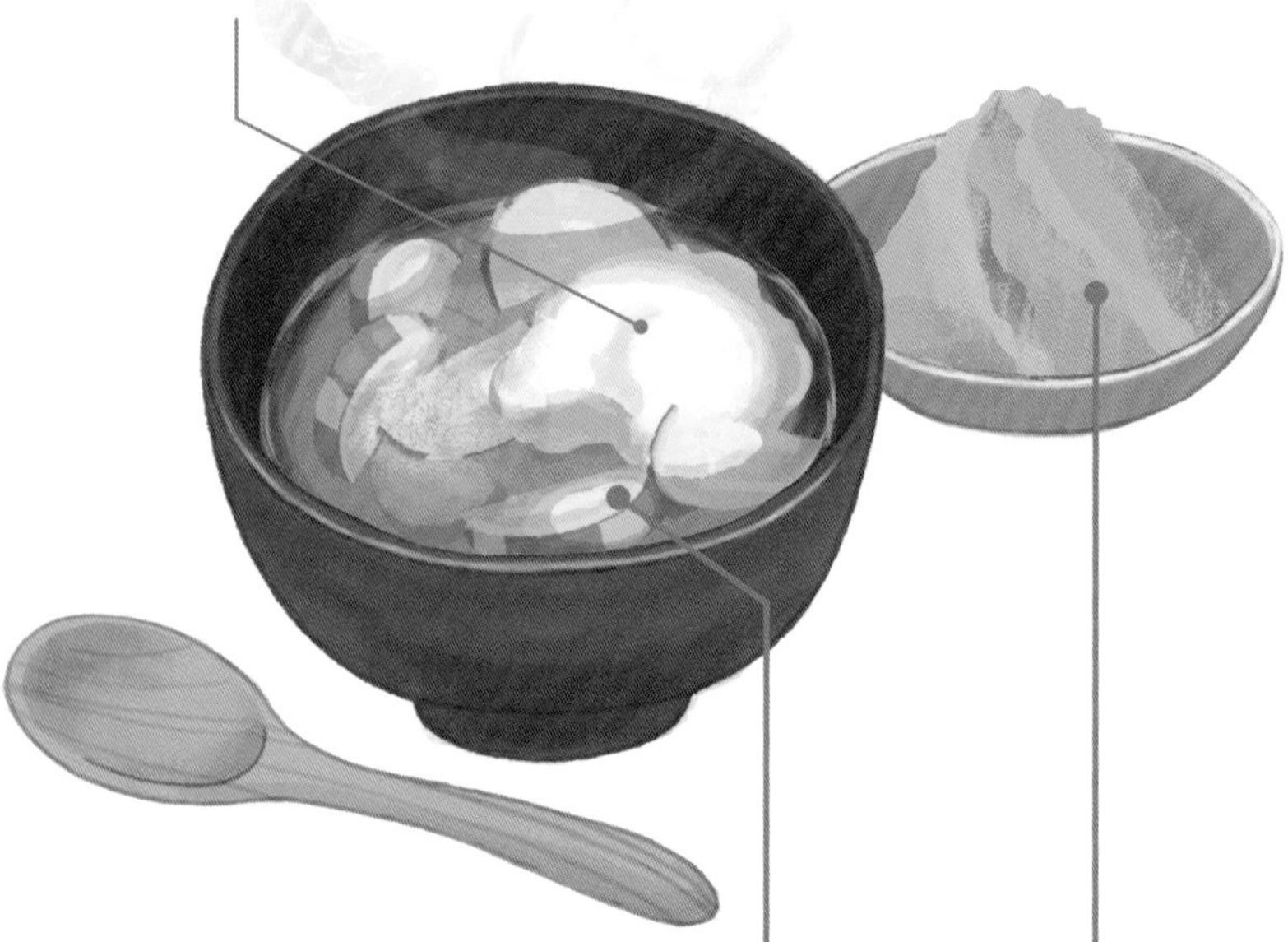

悪玉酵素の働きブロック！

ズッキーニ
みそ

ズッキーニに含まれている**ニコチアナミン**やみそに含まれている**メラノイジン**は、血管を締め付けて血圧を上げてしまう「悪玉酵素」の働きを弱めてくれる。

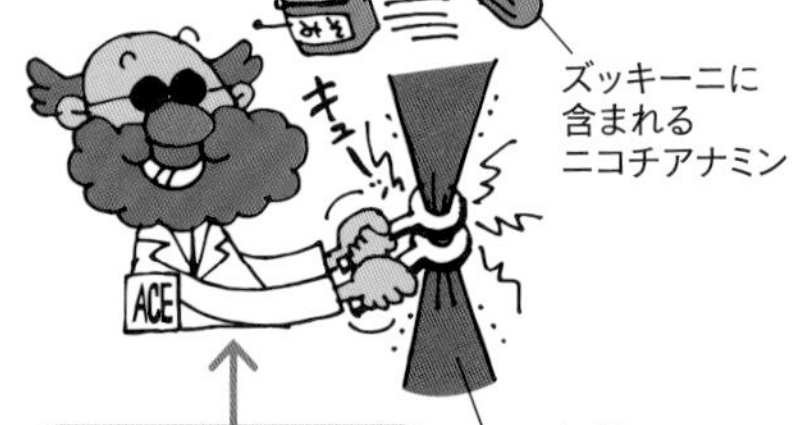

悪玉酵素 ACE

Check!
詳しい説明は、P101~102へ。

酵素のチカラで“幸せホルモン”を増やす

鮭のクリームパスタ

「クリームソース×鮭」で酵素の働きをよくして
“幸せホルモン”増でストレス軽減!

鮭

鮭に含まれている**ビタミンB6**は、セロトニンを作る善玉酵素が必要とする栄養素。

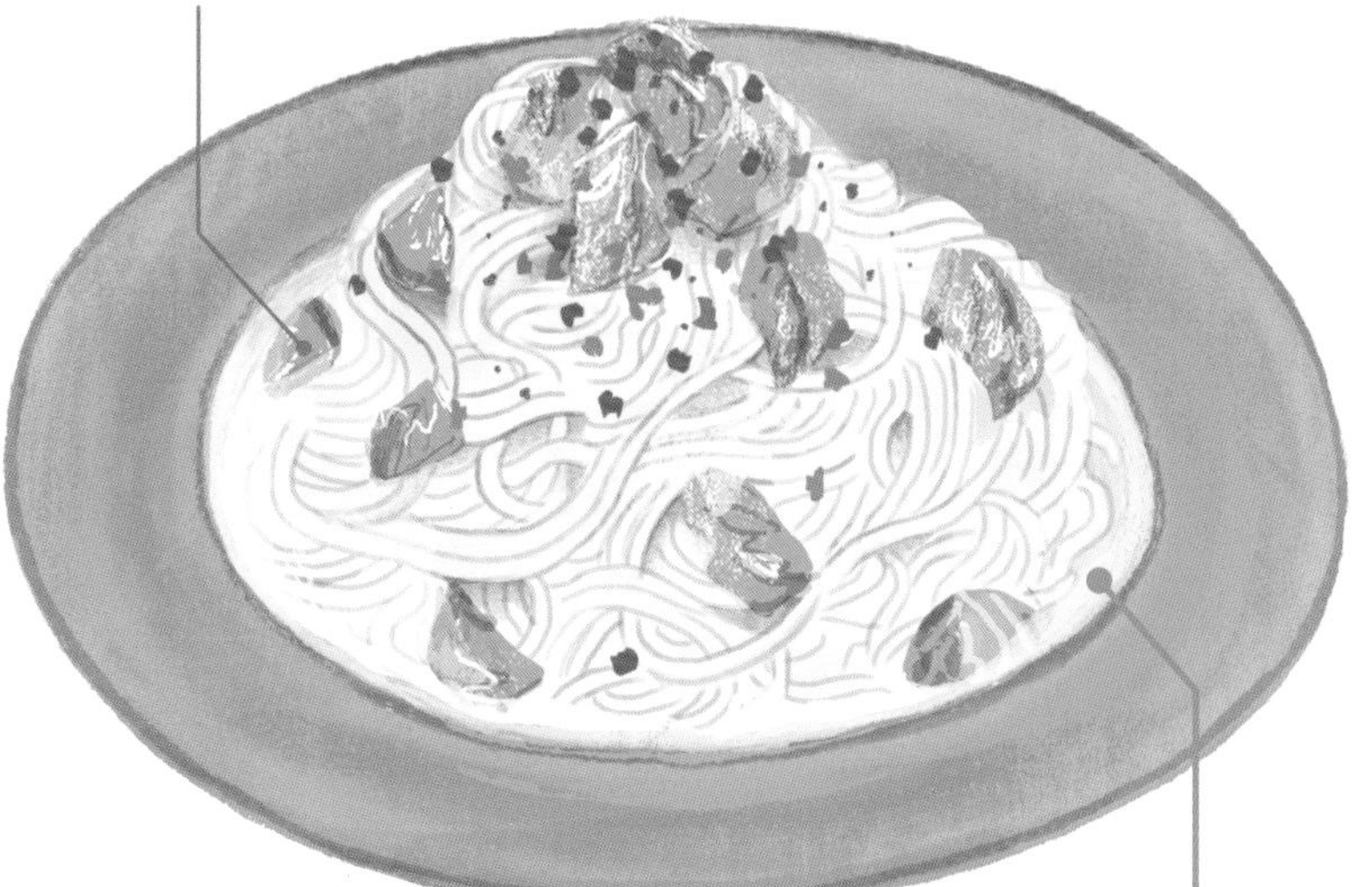

善玉酵素の働きアップ!

クリームソース

「善玉酵素」が生クリームや牛乳に含まれている**トリプトファン**からセロトニンという物質を作る。その物質には脳のホルモンバランスを整えて精神の安定を保つ働きがあり、ストレス対策に役立つ。

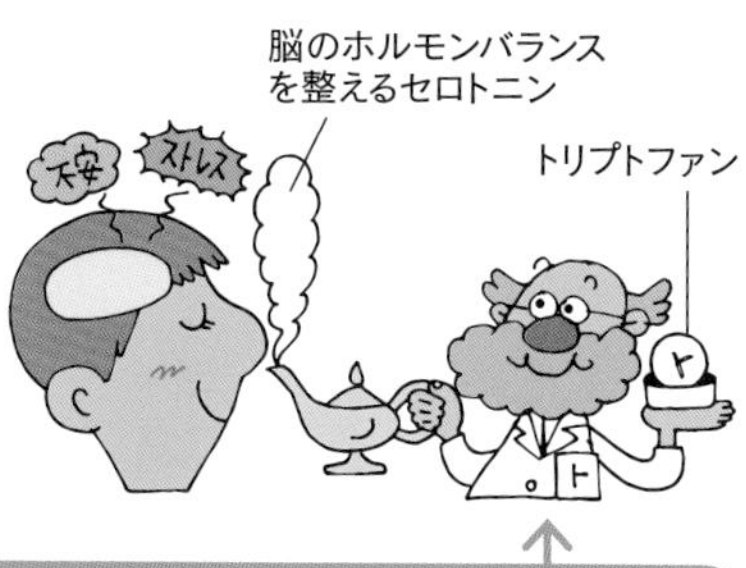

善玉酵素 **トリプトファン水酸化酵素**

Check!
詳しい説明は、P103～104へ。

腸内環境を改善してくれる「短鎖脂肪酸」は、納豆菌や乳酸菌、ビフィズス菌といった発酵食品の酵素と、私たちのお腹に元々いる腸内細菌の酵素が一緒に作っている。そのため、生きた微生物のいる発酵食品を食べることが腸の健康を保つコツ。

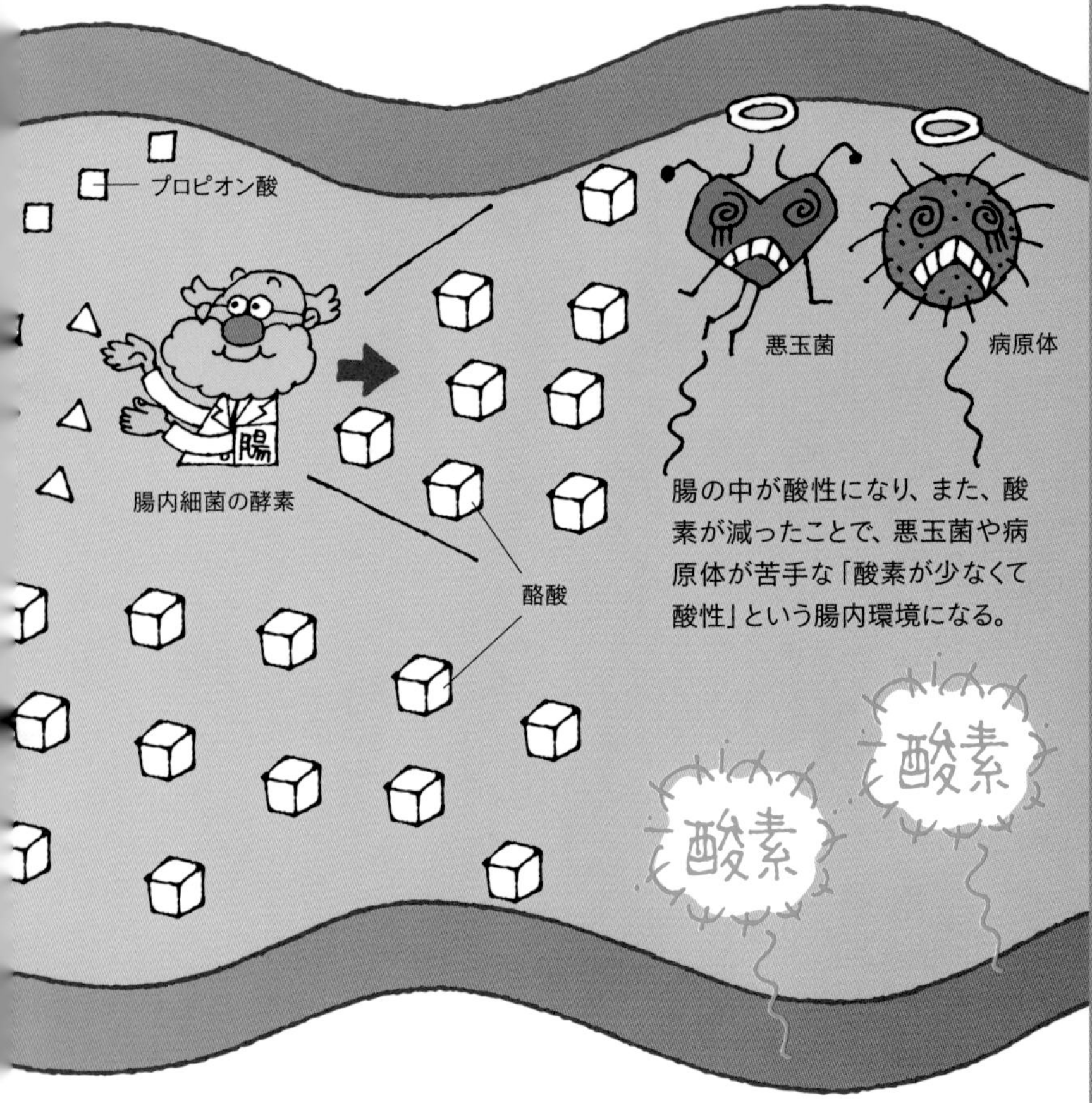

3 複数の酵素によるリレーでその他の短鎖脂肪酸が作られる

複数の腸内細菌の酵素によって乳酸や酢酸から「プロピオン酸」や「酪酸」などが作られる。これらも短鎖脂肪酸の一種で、腸の細胞のエネルギー源になる。

4 「酸素が少なくて酸性」という腸内環境になる

腸の細胞が活性化すると酸素の消費量が増えて腸内の酸素が減る。また、さまざまな酸ができたことで腸の中は酸性になる。この状態は悪玉菌や病原体にとって苦手な環境なので、腸の健康につながる。

Check! おすすめメニューはP80へ。

腸の健康のカギ「短鎖脂肪酸」は、発酵食品の酵素と腸内細菌の酵素が力を合わせて作っている!

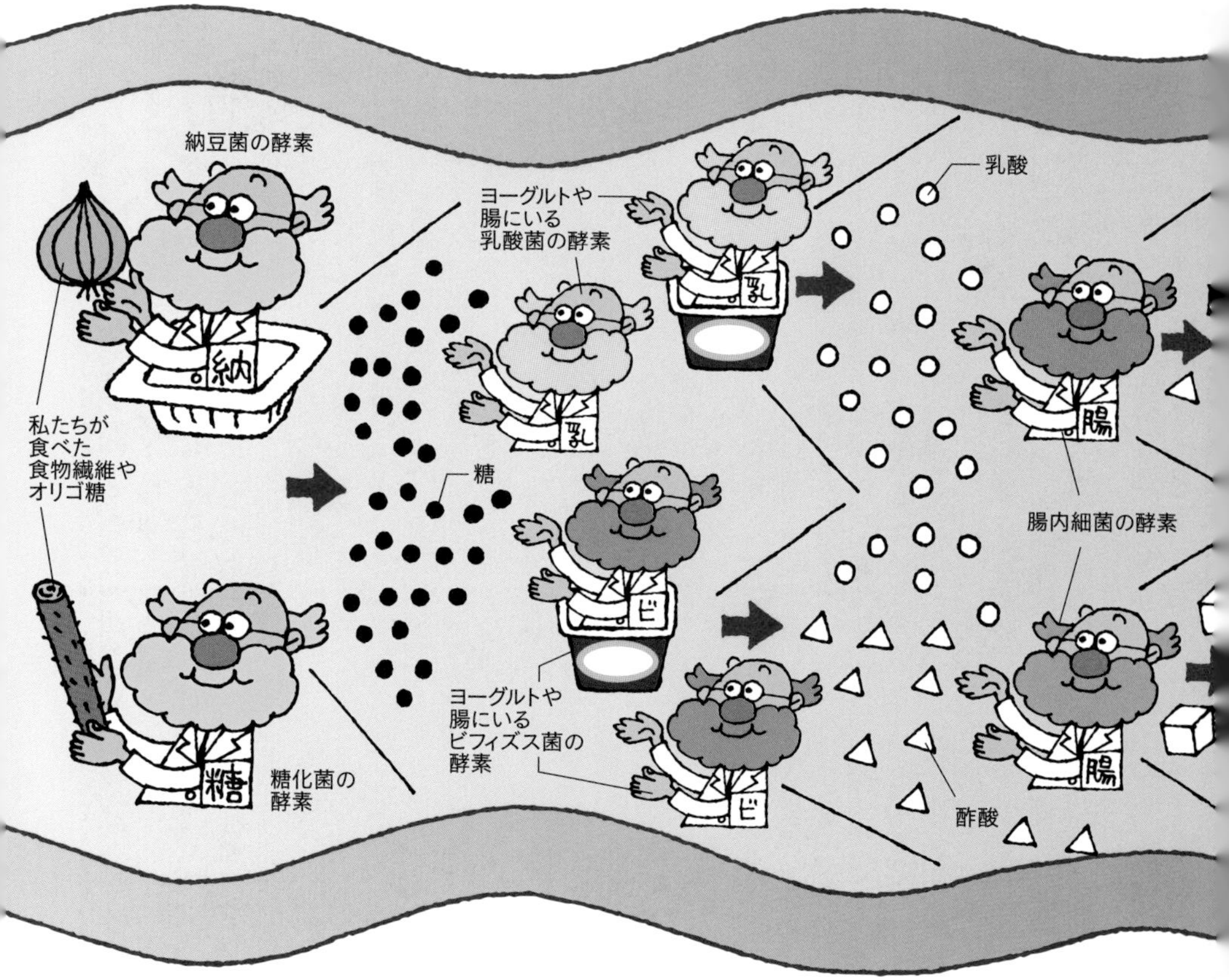

1 私たちの食べたものから、酵素が糖を作る

納豆の中にいる納豆菌の酵素や、私たちの腸に元々いる糖化菌の酵素が、私たちが食べた食物繊維やオリゴ糖から「糖」を作る。

2 乳酸菌やビフィズス菌の酵素が、糖から乳酸や酢酸を作る

ヨーグルトなどの発酵食品にいる乳酸菌やビフィズス菌の酵素や、私たちの腸にいる乳酸菌やビフィズス菌の酵素が糖を材料にして「乳酸」や「酢酸」を作る。「酢酸」は短鎖脂肪酸の一種で、腸の細胞のエネルギー源になる。

納豆菌の酵素パワーで腸内環境を整える

そぼろ納豆＆玉ねぎ

“納豆の本場”茨城の郷土食を善玉酵素メニューにアレンジ！

切り干し大根

切り干し大根に多く含まれる**食物繊維**を納豆菌の酵素が糖に変える。

納豆

納豆菌の酵素が食物繊維やオリゴ糖を糖に分解する。

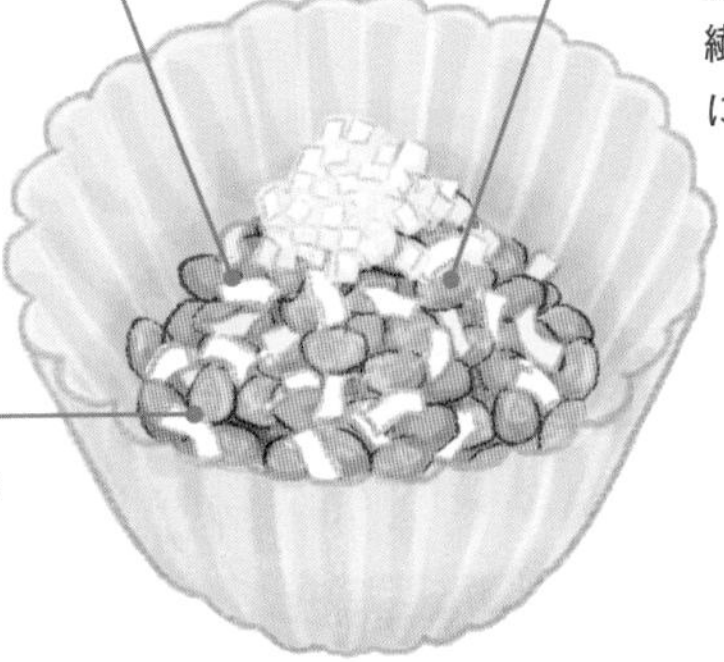

玉ねぎ

玉ねぎの**オリゴ糖**が納豆菌の酵素によって分解される。

発酵食品と腸内細菌の「善玉酵素」に働いてもらう

発酵性食物繊維入りヨーグルト

ヨーグルトにはより効果のある発酵性食物繊維がおすすめ！

発酵性食物繊維

大麦や小麦から作られたシリアルなどは酵素によって分解されやすい**食物繊維**。

ヨーグルト

乳酸菌や**ビフィズス菌**の酵素が食物繊維やオリゴ糖から作られた糖を乳酸や酢酸に変える。

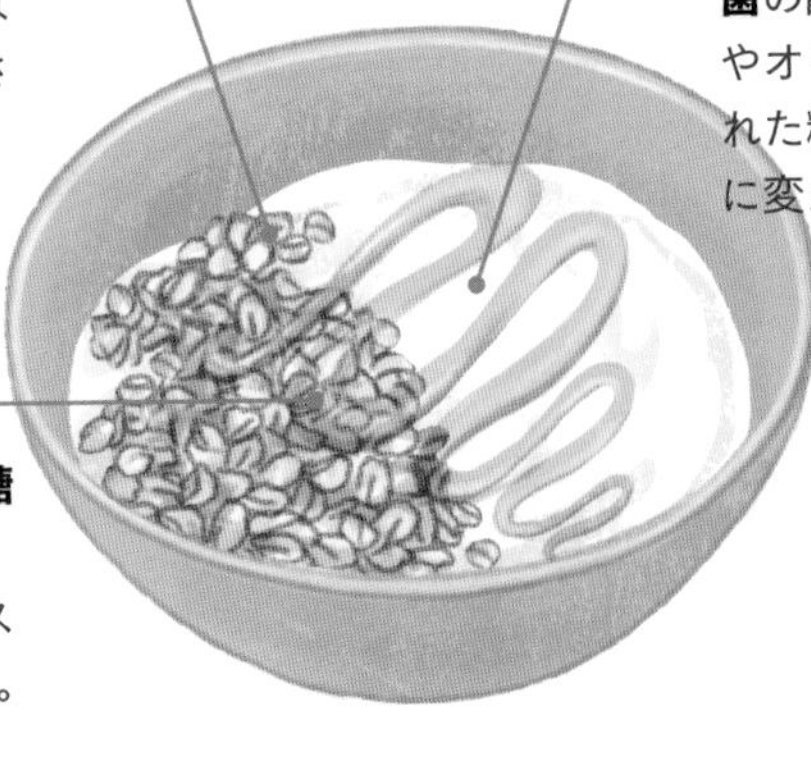

はちみつ

はちみつの**オリゴ糖**から作られた糖を、乳酸菌やビフィズス菌の酵素が分解する。

Check!
詳しい説明は、P105～110へ。

第6章

おすすめの
「食べ合わせリスト」付き!

食べ合わせ方を変える!「善玉酵素」の食事学

第5章のメニューがなぜいいのか、詳しく紹介します。
日々の食生活にすぐに役立つ
「食べ合わせリスト」もぜひご活用ください。

免疫力アップ①

免疫の〝最初の門番〟を元気にする！

免疫力アップの食べ合わせ方①
免疫細胞の働きをよくする！

アルギニンを含む食材例
鶏肉、豚肉、うなぎ、えび、大豆、にんにく

×

ビタミンDを含む食材例
しいたけ、舞茸、きくらげ、鮭、いわし、しらす

メニュー例｜しいたけ入り親子丼、えびとマッシュルームのアヒージョ

まずは、「免疫力アップの食べ合わせ」から詳しくご説明します。

新型コロナウイルスの影響もあり、「免疫力」という言葉を耳にする機会が増え、免疫に対する意識が高まった人も多いのではないでしょうか。ウイルスや細菌などから体を守ってくれる免疫細胞は、半分以上が腸に集中していて、パトロールのために全身を駆け回るので、腸の免疫は全身の免疫バランスに影響を与えることがわかっています。腸活の目的のひとつが「免疫力アップ」だという人も多いと思います。

免疫機能には、さまざまな食材が影響を与える

ことが知られていますが、**酵素という点から考えると、少し意外な栄養素が大事なことがわかります。**

たとえば、ウイルスが侵入してきたとします。すると、〝最初の門番〟として作動するのが「自然免疫」という免疫システムです。そこで働く代表的な免疫細胞のマクロファージが持っている酵素が大事。「一酸化窒素合成酵素」という名前の酵素で、強い殺菌作用のある一酸化窒素を作っています。マクロファージはその物質を使ってウイルスなどを退治しているので、どんな病原体がいつ侵入してくるかわからない昨今、ぜひ、その酵素にはしっかりと働いてもらいたいですよね。

一酸化窒素はアルギニンというアミノ酸から作りだされるので、**マクロファージの酵素の働きをよくするためには、アルギニンを多く含んでいる鶏肉などを意識して食べることです。**また、ビタミンＤはマクロファージの機能を高めることが知られています。**鶏肉などと一緒に、ビタミンＤを多く含むきのこ類などを合わせて食べると、ダブルの効果が期待できます。**

アルギニンやビタミンＤがどんな食材に含まれているかは、右ページのリストをご覧ください。両方の食材を使ったおすすめのメニュー例もありますので、日々の献立作りにお役立ていただければうれしいです。

免疫力アップ②

免疫細胞の〝司令塔〟をサポートする！

免疫力アップの食べ合わせ方②
大事な免疫細胞を腸に呼び戻す！

ビタミンAを含む食材例
にんじん、モロヘイヤ、かぼちゃ、レバー、うなぎ、玉子

×

ビタミンAの吸収率アップ食材例
食用油、マヨネーズ、ドレッシング

メニュー例｜キャロットラペ、かぼちゃのポタージュ

〝最初の門番〟としてマクロファージなどの自然免疫が働くことで、ほとんどのウイルスや細菌は排除できますが、敵もさるもの引っ掻くもので、くぐり抜けて侵入してくるものがでてきます。すると、次は「獲得免疫」という免疫システムが働きます。

　このシステムで活躍するのはB細胞やT細胞といった免疫細胞ですが、それらを操っている〝司令塔〟がいます。樹状細胞と呼ばれる免疫細胞で、この細胞が腸で働く際に大事なのがビタミンAだということが近年わかってきました。

　B細胞やT細胞はパトロールのため体じゅうを

駆け回っているのですが、どこかに行きっぱなしにならずに、しっかりと自分の〝ベース基地〟である腸に帰ってくる必要があります。きちんと帰ってくるためには司令塔役の樹状細胞が彼らに〝目印〟を付ける必要があり、そのときに必要な物質を酵素がビタミンAから作っているのです。

つまり、腸で免疫細胞にしっかり働いてもらうためには、ビタミンAを豊富に含むレバーや玉子、また、体内でビタミンAに変換されるβカロテンを多く含むにんじんなどの緑黄色野菜を食べることが有効と考えられます。

また、ビタミンAは「脂溶性ビタミン」と呼ばれるビタミンの一種。油に溶け出しやすいのが特徴なので、**野菜はそのまま食べるより、油と一緒に摂ったほうが体への吸収率が高まります。**油で炒めたり揚げたり、また、マヨネーズをかけたりしても効果が期待できます。

ただし、ビタミンAは必要以上に摂りすぎても健康に悪影響を与えるリスクがあるので、サプリメントなどで補うときは、袋などに書かれている量を守って、摂りすぎにご注意ください。

免疫力アップ③

免疫細胞のエネルギーを作る酵素を助ける！

また、酵素と免疫という観点では、ビタミンB群も大切です。

免疫細胞は体じゅうを駆け回っているので、エネルギーをたくさん必要とします。エネルギーの多くはミトコンドリアというところで作られていますが、このときに働く酵素を助けているのが、ビタミンB群です。

たとえば、私たちの研究で、ビタミンB_1を含まないエサでマウスを育てると、B細胞やT細胞といった免疫細胞が減ってしまうことがわかっています。

ビタミンB_1は免疫機能の維持にとても大事なの

免疫力アップの食べ合わせ方③
免疫細胞のエネルギーを作る！

ビタミンB_1を含む食材例
豚肉、うなぎ、玄米、大豆、ごま、落花生

×

アリシンを含む食材例
ニラ、にんにく、玉ねぎ、長ねぎ

メニュー例｜豚ニラしょうが炒め、ももハムと玉ねぎのサラダで、**豚肉などのビタミンB_1が豊富な食材を継続して食べるのがおすすめです。**ハムなどの加工品にもビタミンB_1は含まれていますので、いろいろな料理に活用しやすいと思います。ちなみに、豚肉のなかでもビタミンB_1は赤身に多いので、ヒレ肉やモモ肉がおすすめです。

　また、にんにくやニラなどに含まれるアリシンは、ビタミンB_1の吸収を約10倍にも上げてくれるので、**アリシンとビタミンB_1を組み合わせることで、ビタミンB_1の効果アップが期待できます。**

　さらに、よく「免疫力を高めるために体温を高めましょう」といわれることがあります。酵素の点から考えても、酵素がきちんと働くためには温度も大切です。とくに平熱が35度台など低めの人は、酵素が働きにくくなっているかもしれません。

　そのため、体を温める効果のあるショウガオールを含むしょうがや、カプサイシンを含む唐辛子、ピペリンを含むこしょうなどで、体温が下がりすぎないように意識するのも大切です。

肥満対策①

脂肪を燃やす〝火力発電所〟を増強する！

「免疫力」に続く次のターゲットは「肥満」です。

ちょっと前までは、肥満といえば脂質の摂りすぎがよくないとされていましたが、いまは糖質制限ダイエットに代表されるように、糖質が悪者になっています。よく「なんで糖質で太るの？」と聞かれますが、答えは「私たちは糖質を貯めるのが苦手で、脂肪に変えて貯めているから」。糖質は貯蔵できる量や臓器が限られているため、貯蔵できない分は脂肪に変換されるので太るのです。

そのため、肥満対策の食べ方としては、貯まった脂肪を消費することと、糖質の供給そのものを減らすことのふたつの戦略があります。

肥満対策の食べ合わせ方①
脂肪を燃やすミトコンドリアを増やす！

スルフォラファンを含む食材例
ブロッコリー、ブロッコリースプラウト

×

アスタキサンチンを含む食材例
鮭、かに、えび、いくら、鯛

メニュー例｜鮭とブロッコリーのホイル焼き、えびとブロッコリーの炒め物まずひとつめの「脂肪の消費」です。脂肪を消費する、つまり減らすためには、燃焼させる必要があります。そのときに重要なのがミトコンドリアです。ミトコンドリアというのは、脂肪を酵素の働きによって燃やしてエネルギーを作りだす、いわば火力発電所。この発電所の数が増えれば、より脂肪を燃焼しやすい体になるのです。

ミトコンドリアを増やす働きは、オメガ3脂肪酸のＥＰＡやＤＨＡ、また、ＭＣＴオイルやココナッツオイルに含まれる中鎖脂肪酸にあるのでおすすめです。

油以外の食材だと、**ブロッコリーなどに含まれるスルフォラファンという成分も、ミトコンドリアを増やすことが知られています。**スルフォラファンは、植物が有害なものから自分を守るために作りだされるファイトケミカルと呼ばれる物質のひとつ。抗酸化力もあり、健康効果が期待されている成分です。

〝火力発電所〟を増やしたら、発電所の〝スイッチ〟をオンにする必要がありますが、それも酵素の仕事です。「ＡＭＰＫ」という酵素が活性化されるとミトコンドリアで糖と脂肪が作られるのがストップし、逆に燃焼へと方向転換します。まさに〝燃焼スイッチ〟を入れる酵素で、たとえば、**えびやかになどの甲殻類や鮭や鯛などに多く含まれるアスタキサンチン、**また、**お茶に含まれるカテキンやショウガエキスに含まれる成分などが、この酵素の働きをよくするものとして知られています。**

肥満対策②

〝火力発電所〟に脂肪を運ぶ！

肥満対策の食べ合わせ方②
脂肪をミトコンドリアに届けて燃やす！

L－カルニチンを含む食材例
羊肉、鹿肉、牛肉、赤貝

×

ビタミンB_2を含む食材例
うなぎ、青魚、納豆、緑黄色野菜、チーズ、玉子

メニュー例｜ラムチョップのグリル、ジンギスカン

〝火力発電所〟のスイッチを入れたら、次はいよいよ脂肪の投入です！

投入するには、貯えられている脂肪をミトコンドリアまで運ぶ必要がありますが、そこで活躍するのがL－カルニチンという物質です。L－カルニチンは特別な物質で、脂肪をミトコンドリアに運んでくれる〝運び屋〟として働いてくれる存在。脂肪をミトコンドリアで燃やすためには、なくてはならないものです。

羊肉や鹿肉、牛肉などに豊富に含まれていますので、「太りたくないけどお肉を食べたい！」というときは、ジンギスカンやジビエ料理などがお

すすめです。

さらに、ミトコンドリアで脂肪を燃やすのにも酵素が必要ですが、**その酵素が働くのに必要なビタミンB_2は緑黄色野菜などに含まれているので、羊肉や鹿肉と一緒に食べると効果的です。**

一方でちょっと注意が必要なことも。

Ｌ－カルニチンは、腸内細菌の酵素が働くと動脈硬化を招く物質が作られることがわかっていますので、摂りすぎには注意です。なお、最近の研究から、エクストラバージンオリーブオイルやグレープシードオイル、生のにんにくで、その物質が作られるのを抑制できることがわかりました。ステーキにエクストラバージンオリーブオイルを組み合わせたり、翌日多少臭ってもＯＫの日なら、たとえばジンギスカンのたれに生のにんにくを入れたりするのもいいかもしれません。

ここまでが肥満対策のひとつめの戦略である「貯まった脂肪を減らす食べ方」です。ふたつめの戦略は「糖質を減らすこと」。じつは、これは血糖値を上げにくくすることとイコールなので、次の「血糖値対策の食べ合わせ」で詳しく紹介します。ダブルの戦略で肥満と闘いたい人は、そちらの食べ方も参考にしてみてください。

血糖値対策①

腸内細菌の「善玉酵素」で、血糖値を下げる！

血糖値対策の食べ合わせ方①
血糖値を下げるホルモンを増やす！

レジスタントスターチを含む食材例
冷めたご飯、もち麦、小豆、長芋、じゃがいも

×

水溶性食物繊維を含む食材例
ごぼう、切り干し大根、のり、めかぶ、オクラ、きのこ類

メニュー例｜ランチにおにぎり、長芋とオクラの和え物

さて、次の対策は「血糖値」です。血糖値は血液中に含まれるブドウ糖の量のことで、ブドウ糖が増えた状態が長く続くと糖尿病という病気になります。血糖値を上げないためには、糖質を含む食材をあまり摂らないのが効果的ですが、できればガマンしたくないですよね。そこで、ここで提案するのは同じだけ食べても体内への糖の供給を減らす、つまり、腸での吸収を減らす食べ方です。

糖質は、唾液や小腸の酵素によって、小さくバラバラに分解されてはじめて腸から吸収されます。逆にいうと、それらの酵素に分解されなければ、

糖質は大きすぎて腸で吸収されないことになります。そのためにおすすめなのは、ずばり、冷やご飯です。

糖質制限ダイエットが注目されたこともあり、白米を敵のように思ってご飯を一切食べないという人もいるようですが、意外にも、冷めたご飯は血糖値対策の強い味方になります。

白米にはブドウ糖が数珠つなぎになったでんぷんが多く含まれていて、温かいご飯の場合は、でんぷんが酵素で消化されてブドウ糖として腸から吸収されます。

一方、冷めたご飯に含まれるでんぷんは「レジスタントスターチ」と呼ばれ、酵素で分解されないよう〝レジスタント（抵抗）〟する複雑な形になったでんぷんへと変化しています。そのため、小腸で分解されずにそのまま大腸へ移動しますので、吸収されることはありません。なお、もち麦にもレジスタントスターチが多く含まれていますので、冷めたのはちょっと……という方は、白米の代わりにもち麦を使うのもおすすめです。

また、大腸へ移動したレジスタントスターチにはさらにうれしいことが。腸内細菌が持っている酵素が、レジスタントスターチから短鎖脂肪酸という物質を作ってくれるのです。

短鎖脂肪酸は、46ページでも紹介した健康にいい物質。血糖値との関係でいえば、短鎖脂肪酸が腸の細胞を刺激することで、インクレチンというホルモンを増やす力があります。インクレチンは血糖値を下げるインスリンの分泌を促すので、**レジスタントスターチは、糖として吸収されないばかりか、血糖値を下げるホルモンを増やすことにもつながるので、血糖値対策に効果的な食べ物といえます。**

また、腸内細菌の酵素は、海藻などの水溶性食物繊維からも短鎖脂肪酸を作ってくれるので、ただの冷やご飯ではなく、おにぎりにしてのりを巻くと効果倍増です！

さらに効果を高めるコツが。それは冷めたおにぎりを「ランチに食べる」こと。じつは、お昼にこれらの食材を食べると、昼食直後だけでなく、がっつり食べがちな夕飯時の血糖値も上げにくくしてくれます。このように、食べたものが次の食事の血糖値にも影響することを「セカンドミール効果」といいますが、友達との外食など、いつもよりたくさん食べそうなときは、ひとつ前の食事にこれらの食材を取り入れたらいかがでしょうか。

血糖値対策②

血糖値を上げる「悪玉酵素」を働かせない！

血糖値対策の食べ合わせ方②
血糖値を下げるホルモンを守る

グルコシダーゼの働きを邪魔する食材例
舞茸、しいたけ、えのき、桑葉、サラシア

×

DPP-4の働きを邪魔する食材例
かつお出汁、納豆

メニュー例｜舞茸のみそ汁、なめたけ納豆

冷やご飯は酵素に分解されにくくするという守りの姿勢ですが、より積極的に酵素の邪魔をして、血糖値を上げにくくする食材もあります。

それは舞茸。糖質はグルコシダーゼなどの酵素によって小さく分解されなければ腸で吸収されず、血糖値は上昇しにくいのですが、**きのこ類にはその酵素を働きにくくさせる成分が含まれているので、糖質と一緒にきのこ類を食べると効果的です。**

きのこのなかでも舞茸をおすすめするのは、舞茸の食物繊維が熱で壊れにくいためです。食物繊維は短鎖脂肪酸を増やしてくれるので、加熱調理する際は舞茸がおすすめです。

また、きのこ類以外にも、桑葉やサラシアもその酵素の働きを邪魔するので、桑葉やサラシアを含むお茶を食前や食事中に飲むことも効果的です。

さらに、舞茸などのきのこ類の〝よき相棒〟として働いてくれるのが、かつお出汁です。血糖値は下がりすぎてしまうと、低血糖と呼ばれるエネルギー不足の状態になってしまい、とても危険です。そのため、適当なところでインクレチンの働きを止める必要がありますが、じつはそれも酵素の役割で、「DPP－4」という酵素がインクレチンを分解して、働きをストップさせます。血糖値が高くない人にとっては、インクレチンの働きをストップさせることはエネルギー不足にならないようにするために重要。なので、DPP－4は大事な「善玉酵素」といえます。ところが、血糖値が高い人はインクレチンを少しでも〝長持ち〟させて血糖値を下げる必要があるため、インクレチンを分解してしまうこの酵素は「悪玉酵素」ということになります。

実際に、この酵素を阻害する薬が糖尿病の治療薬として使われていますが、じつはかつお出汁や納豆などにも、この酵素の働きを抑える成分が入っています（もちろん、薬のような効果は期待しないでください）。ですので、**ご飯などの糖質を食べるときは、かつお出汁のみそ汁に舞茸を入れると「悪玉酵素」の働きを悪くさせる成分が二重に入っているので、おすすめです！**

アレルギー対策①

特別な免疫細胞のチカラでアレルギー対策！

アレルギー対策の食べ合わせ方①
“暴走”をなだめる免疫細胞を増やす！

ビタミンAを含む食材例
にんじん、モロヘイヤ、かぼちゃ、レバー、うなぎ、玉子

×

ビタミンB_2を含む食材例
うなぎ、青魚、納豆、緑黄色野菜、チーズ、玉子

メニュー例｜レバニラ炒め、納豆オムレツ

感染症対策として大切な免疫ですが、じつは免疫は強めすぎても問題が起きることがあります。そのひとつが「アレルギー」。いまや日本人の約半分が何らかのアレルギーを持っているといわれていて、もはや国民病といってもいいレベルになっています。アレルギーは、簡単にいうと、本来は反応してはいけない物質に対して免疫が反応してしまう〝免疫の暴走状態〟のことで、暴走の引き金のひとつは腸のバリア機能の低下です。

腸には食べ物など外界のものが入ってくるので、余計なものが体内に侵入してこないようバリアが作られています。このバリアが崩れて異物が入ってくると、免疫が過剰に反応してアレルギーが引き起こされるのでバリア機能を維持することが大事なのですが、それに役立つのがこれまでも何回か出てきた短鎖脂肪酸。そのため、アレルギー予防の観点からも食物繊維の摂取は重要です。

また、短鎖脂肪酸は、Tレグ細胞という特殊な免疫細胞を増やしてくれることがわかっています。腸の免疫はとても複雑な仕事をしていて、私たちにとって有害な異物には反応するけど、食べたものや腸内細菌などの〝異物なんだけど有益なもの〟に対しては「まぁえぇか」と過剰に反応しないようになっています。そのときに重要な働きをするのがTレグ細胞。他の細胞が過剰に反応して暴走しないよう〝なだめ役〟として働いているので、アレルギー予防に心強い細胞です。

このTレグ細胞、じつはビタミンAでも増えることが近年の研究でわかっています。 84ページで紹介した樹状細胞の酵素がビタミンAから作る物質がTレグ細胞を増やすので、ビタミンAの摂取も効果的です。

さらに、〝なだめ役〟のTレグ細胞が元気に働くためには、脂肪を燃やしてエネルギーを充電する必要があるので、脂肪を燃やす〝火力発電所〟であるミトコンドリアの働きが大切。**とくに大事なミトコンドリアの酵素はビタミンB_2を必要とするので、Tレグ細胞のためにもビタミンB_2を意識して摂ることをおすすめします。**

アレルギー対策②

発酵食品の「善玉酵素」で改善物質を作る！

アレルギー対策の食べ合わせ方②
“暴走”する免疫細胞を抑える！

オメガ3脂肪酸を含む食材例
さば、いわし、まぐろ、アマニ油、エゴマ油

×

リパーゼを含む食材例
アボカド、いちご、みそ

×

納豆菌や乳酸菌を含む食材例
納豆、ヨーグルト、ぬか漬け、みそ

メニュー例｜まぐろ納豆＆アボカド、みそ汁にアマニ油

通常は、さきほどのバリア機能やTレグ細胞が働くことで、アレルギーは発症しないのですが、何らかの原因でうまく機能しないとアレルギーの発症リスクが高まります。とくにアレルギーの原因物質に対して働く抗体が作られて、そこに再びその物質が入ってくると、マスト細胞という免疫細胞が活性化され、いよいよアレルギーの発症です。ここまで進んでくるとマスト細胞の活性化を抑えるこ

とが重要なのですが、44ページで紹介したように、酵素がオメガ3脂肪酸から作る物質がアレルギー対策に期待できることがわかっています。オメガ3脂肪酸を摂りやすいのは青魚やアマニ油、エゴマ油なのでアレルギー対策におすすめですが、人によって酵素のタイプが異なるため、場合によってはアレルギー改善効果のない物質が作られることも。そんなときに助けになるのが、発酵食品の微生物です。

なんと、納豆やヨーグルトに含まれる納豆菌や乳酸菌も、酵素によってアレルギー改善に役立つ物質を作れることが最新の研究によってわかってきました。自分がたとえアレルギーの改善に役立つ「善玉酵素」を持っていなくても、オメガ3脂肪酸と発酵食品を一緒に食べて、発酵食品の酵素にその物質を作ってもらえば、同じ効果が期待できるのです。

ここで大事なポイントが。オメガ3脂肪酸からその物質を作りだすためには、リパーゼという酵素で脂肪酸の構造を少し変えておく必要があるので、**オメガ3脂肪酸と発酵食品に加えて、リパーゼを多く含む食材も一緒に食べることが効果的です。**たとえば、リパーゼを豊富に含むアボカドとオメガ3脂肪酸を多く含むまぐろに、納豆を組み合わせたものや、リパーゼはみそにも含まれていますので、みそ汁にアマニ油を混ぜるのもいいかもしれません。

高血圧対策

血圧を上げる「悪玉酵素」を働かせない！

高血圧対策の食べ合わせ方
酵素のチカラで血管を広げる！

ニコチアナミンを含む食材例
かぼちゃ、ズッキーニ、なす、いんげん豆、枝豆

×

メラノイジンを含む食材例
みそ、コーヒー

メニュー例｜ズッキーニと玉子のみそ汁、なすみそ炒め

次のターゲットは「血圧」です。高血圧は日本に約４３００万人もいると推定されていて、60歳以降では男女ともに６割以上の人が高血圧だといわれています。

高血圧対策の食べ方といえば、やはり減塩です。食塩の摂りすぎが高血圧の大きな原因のひとつなので、塩分控えめはとても大事ですが、血圧で悩んでいる人にとっては「耳にタコ」でしょうから、ここでは酵素の点からおすすめの食べ合わせを紹介したいと思います。

血圧は、食塩の摂りすぎだけでなく、血管が狭

くなることでも上がりますが、じつは83ページで紹介した、ウイルスなどをやっつける一酸化窒素は血管を広げる作用もあるので、鶏肉や豚肉や玉子など、アルギニンを含む食材がおすすめです。

また、酵素の観点で高血圧を考えた場合、「ＡＣＥ」と呼ばれる酵素もとても重要です。じつはこの酵素、血管を強く収縮するなどして高血圧を招く物質を作りだしてしまう「悪玉酵素」なのです。

そのため、この酵素の働きを弱める食材については数多く研究されており、たとえば、**みそに含まれるメラノイジンや、野菜や豆に含まれるニコチアナミンという成分に、この酵素を邪魔する効果があることがわかっていますので、ニコチアナミンを含んだ食材を具にしたみそ汁にすると、ダブルの効果を期待できます。**

ただし、さきほどお伝えしたように、高血圧対策は減塩が大事なので塩分控えめがポイント。ニコチアナミンを含む具を多く使って「具だくさんみそ汁」にすると、「悪玉酵素」の働きを邪魔しつつ、汁の量が減って結果的に塩分の摂取量を減らすことができるのでおすすめです。

ストレス対策

「酵素＋トリプトファン」でストレスを減らす！

現代社会は「ストレス社会」といわれています。一番のストレス対策は原因を取り除くことですが、簡単にはできないのが困ったところ。でも、過度なストレスや長期にわたるストレスは、うつなど、社会生活に影響を与えるほどの症状につながることもありますので、少しでもストレスが減るようにしたいものです。

ストレスは脳で働くホルモンが関係しています。ノルアドレナリンとドーパミンというホルモンは、ストレスに打ち勝とうとする働きがあり、喜び、快楽をもたらしますが、過剰になるとヒステリーやパニック、過食などを引き起こします。それら

ストレス対策の食べ合わせ方
酵素のチカラで“幸せホルモン”を増やす！

トリプトファンを含む食材例
チーズ、牛乳、大豆、玉子、かつお、まぐろ

×

ビタミンB_6を含む食材例
かつお、鮭、まぐろ、鶏ささみ肉、バナナ、玄米

メニュー例｜鮭のクリームパスタ、まぐろ納豆

が過剰にならないように調節して、精神の安定を保ってくれているのがセロトニンというホルモン。〝幸せホルモン〟とも呼ばれていて、ストレス対策に役立つ物質です。ぜひ、増やしたいですよね。

セロトニンの原料は、トリプトファンというアミノ酸の一種で、酵素の働きでいったん腸で別の形になり、その一部が脳に運ばれてセロトニンになるのですが、じつは、このトリプトファンはセロトニンの原料になるだけではありません。夜になると別の酵素が働いて、睡眠を促すメラトニンという物質の原料にもなります。つまり、トリプトファンは睡眠にも重要な物質。ぐっすりと眠ることはストレスを減らすことにつながるので、トリプトファンはストレス対策にとても大事なのです。

トリプトファンは必須アミノ酸と呼ばれる体内で作ることができない物質なので、食事から継続して摂取する必要があります。**牛乳やチーズなどの乳製品やかつおなどの魚、また大豆などに含まれていますので、朝食に牛乳や納豆を取り入れるなど、毎日でも食べやすい工夫をするといいかもしれません。**

また、トリプトファンからセロトニンを作る酵素はビタミンB_6を必要としますので、**トリプトファンを含む食材にビタミンB_6を含む食材を組み合わせた料理が、ストレス対策にはおすすめです。**

腸内環境改善①

〝生きた菌〟が腸の健康を保つカギ！

最後は、腸内環境をよくして、腸そのものの健康を保つ食べ合わせです。

読者のみなさんのなかにも、腸のために意識して摂っている人が大勢いると思われるヨーグルトや乳酸菌飲料。それらのほとんどすべてに乳酸菌かビフィズス菌が使われていますが、それらがお腹の中でなにをしているか、ご存じでしょうか？　じつは、それらの働きを詳しく知ると、ヨーグルトや乳酸菌飲料の摂り方にポイントがあることがわかってくるのです。

腸の健康においてとても大切な働きをしているのが短鎖脂肪酸です。本書のなかで何度も登場し

腸内環境改善の食べ合わせ方①
発酵食品と腸内細菌の「善玉酵素」に働いてもらう！

乳酸菌やビフィズス菌を含む食材例
ヨーグルト、ぬか漬け、キムチ、みそ

×

発酵性食物繊維を含む食材例
もち麦、押し麦、小麦ブラン、オートミール

メニュー例｜発酵性食物繊維入りヨーグルト、キムチ＆もち麦入りご飯

ていますが、じつは、短鎖脂肪酸の一番大事な働きは、腸の細胞のエネルギー源になること。腸がしっかり動いて便秘にならないためにも短鎖脂肪酸は不可欠です。また、短鎖脂肪酸によって腸の動きが活発になると細胞が酸素をたくさん使うため、腸の中は酸素が少なくなります。すると、「酸素が少なくて酸性」という悪玉菌や病原体には苦手な環境になるので、その意味でも、短鎖脂肪酸は腸の健康に大事です。

　この短鎖脂肪酸、どうやって作られるかというと、残念ながら私たちの持つ酵素では作ることができず、腸内細菌の酵素が作ってくれます。ただ、ちょっと複雑なのですが、短鎖脂肪酸には複数の種類があり、それらをひとつの酵素が作っているのではなく、複数の酵素がまるでリレーのバトンのように物質を受け渡しながら少しずつ作っています（78〜79ページ参照）。そして、そのリレーの上流に位置しているのが、「乳酸」や「酢酸」という物質。それらがないと短鎖脂肪酸は作れません。

　詳しい人はご存じでしょうが、乳酸は乳酸菌とビフィズス菌が作る物質で、酢酸はビフィズス菌が作る物質です。つまり、**乳酸菌とビフィズス菌は、短鎖脂肪酸の原料を作ってくれているから大事なのです。**

　だとしたら、ヨーグルトなどに入っている乳酸菌やビフィズス菌にも、お腹の中で乳酸や酢酸を作ってもらい、短鎖脂肪酸を増やしたいですよね。そのためには、**菌が**

生きたまま腸に届く必要がありますので、ヨーグルトを選ぶ際のひとつのポイントにしてみてはいかがでしょうか。ぬか漬けやキムチなど、他の発酵食品の場合でも、殺菌処理していないものがおすすめです。

ただ、菌が胃酸などで死んでも、免疫機能をよくすることにつながったり腸内細菌のエサになるので、生きていなければ意味がないわけではありませんのでご安心を。

また、発酵食品の菌の多くは腸にすみつかないので日常的に摂ることも大切です。

さらに、ヨーグルトの中だけではなく、私たちのお腹の中に元々いる乳酸菌やビフィズス菌などにもしっかり働いてもらって、短鎖脂肪酸を作ることも大切。そのためには、彼らのエサを私たちが食べることです。よくいわれているように、水溶性食物繊維やそれと同じように働くレジスタントスターチ、またオリゴ糖などがエサになりますが、**最近ではより効果が期待できるものとして、「発酵性食物繊維」も注目されています。**

これは腸内細菌のエサになりやすい（腸内細菌の酵素によって発酵されやすい）食物繊維という意味で、大麦の一種であるもち麦や、小麦の外側の部分でできている小麦ブラン、また、オーツ麦という種類の麦から作られるオートミールなどがありますので、ヨーグルトなどと合わせて朝食のメニューに加えるのもおすすめです。

おすすめの乳酸菌&ビフィズス菌リスト

近年、肥満や免疫など具体的な健康効果を持つ多くの乳酸菌やビフィズス菌が見つかっていますので、気になっている人が多い機能別に、おすすめの乳酸菌とビフィズス菌を紹介します。

▼腸内環境をよくして、さまざまな健康増進効果をもたらす

ラクトバチルス・カゼイ菌シロタ株
ビフィドバクテリウム・ロンガム菌BB536株
ラクトバチルス・ラムノーサス菌GG株
ラクトバチルス・ジョンソニー菌La1株
ラクトバチルス・ブレビス菌KB290株
ラクトバチルス・プランタルム菌L-137株
ラクトコッカス・クレモリス菌FC株

▼ピロリ菌を減らす

ラクトバチルス・ガセリ菌OLL2716株

▼内臓脂肪の蓄積を抑える

ラクトバチルス・ガセリ菌SBT2055株
ビフィドバクテリウム・ラクティス菌GCL2505株

▼血圧を穏やかに下げる

ラクトバチルス・ヘルベティカス菌CM4株

▼免疫力を維持する

ラクトコッカス・ラクティス菌JCM5805株
ラクトバチルス・ブルガリクス菌OLL1073R-1株
ラクトバチルス・ペントーサス菌b240株
ラクトバチルス・パラカゼイ菌MCC1849株

▼アレルギーを抑える

ラクトバチルス・アシドフィルス菌L-92株
ラクトバチルス・パラカゼイ菌K71株
ラクトバチルス・アシドフィルス菌L-55株
ラクトバチルス・プランタラム菌HSK201株
ビフィドバクテリウム・ラクティス菌LKM512株

腸内環境改善②

乳酸菌やビフィズス菌だけでなく、納豆菌も！

腸内環境改善の食べ合わせ方②
納豆菌の酵素パワーで腸内環境を整える！

納豆菌を含む食材例
納豆

×

水溶性食物繊維を含む食材例
ごぼう、切り干し大根、のり、めかぶ、オクラ、きのこ類

メニュー例｜そぼろ納豆＆玉ねぎ、めかぶ納豆

あまり知られていませんが、じつは乳酸菌やビフィズス菌は食物繊維やオリゴ糖を分解するのが苦手です。そのため、食物繊維やオリゴ糖を直接エサにしているのではなく、別の菌に分解してもらい、その菌が作ったものをエサにしています。その菌というのは、「糖化菌」と呼ばれる腸内細菌。

糖化菌は、私たちや乳酸菌やビフィズス菌が分解できない食物繊維やオリゴ糖から糖を作りだす酵素を持っているため、私たちが食べた食物繊維やオリゴ糖は、まず糖化菌のエサになります。そして、糖化菌の酵素が作った糖が乳酸菌やビフィ

ズス菌のエサになり、彼らの酵素がそれを材料に乳酸や酢酸を作っているのです。
そのため、さきほどの「短鎖脂肪酸のリレー」の最上流にいるのは、じつはこの糖化菌の酵素なのです。乳酸菌やビフィズス菌だけでなく、糖化菌の酵素の働きも腸内環境にとって大事といえます。

だとすると、短鎖脂肪酸を増やすためにも糖化菌の酵素にたくさん働いてもらう方法を知りたいですよね。じつは、納豆菌も糖化菌のひとつなのです。

つまり、**食べた納豆の中にいる納豆菌が生きたまま私たちの腸に届けば、糖化菌として、食物繊維やオリゴ糖から乳酸や酢酸の材料を作ってくれると期待できるのです。**なので、食物繊維と納豆を一緒に食べるのは、腸内環境にとって、とてもいい食べ合わせといえます。ちなみに、納豆の本場といえば茨城県ですが、茨城には納豆と切り干し大根を一緒に漬けこんだ「そぼろ納豆」という郷土食があるそうです。切り干し大根はとても食物繊維が豊富な食材。茨城の人たちは昔から、納豆菌の酵素の力を最大限に生かした食べ合わせをしていたともいえますね。

私たちは、このように古来より酵素の力を食に取り入れてきたのですが、研究が進んだことによって、いまはより詳しく酵素の働きがわかってきています。本書で紹介した最新の「酵素を意識した食べ方」が、みなさんの健康のお役に立てば幸いです。

主要参考文献リスト

第2章

Kunisawa J et al, Sci Rep (2015)
Sawane K et al, Nutrients (2019)
Hirata S et al, Allergy (2020)
Saika A et al, FASEB J (2021)

第3章

Rekdal VM et al, Science (2019)

第6章

「日本食品標準成分表 2015 年版（七訂）」
Morris SM Jr et al, Sci Signal (2010)
Meza-Meza MR et al, Crit Rev Food Sci Nutr (2020)
Iwata M et al, Immunity (2004)
Mora JR et al, Science (2006)
Kunisawa J et al, Cell Rep (2015)
Hirata S et al, iScience (2020)
Kim M et al, Sci Rep (2015)
Yu S et al, Foods (2019)
Nagata N et al, Diabetes (2017)
Nishida Y et al, J Cachexia Sarcopenia Muscle (2020)
Longo N et al, Biochim Biophys Acta (2016)
Wang Z et al, Cell (2015)
Keenan MJ et al, Adv Nutr (2015)
Wu JY et al, Foods (2021)
Seki E et al, J Agric Food Chem (2020)
Furusawa Y et al, Nature (2013)
Sun CM et al, J Exp Med (2007)
Cai Y et al, Mediators Inflamm (2021)
Saika A et al, FASEB Bioadv (2019)
Takahashi S et al, Biomed Res (2015)

乳酸菌＆ビフィズス菌リスト

Nanno M et al, Int J Immunopathol Pharmacol (2011)
Namba K et al, Biosci Biotechnol Biochem (2010)
Capurso L., J Clin Gastroenterol (2019)
Yamano T et al, Br J Nutr (2006)
Fuke N et al, Int J Food Sci Nutr (2017)
Iwasaki K et al, Oral Health Prev Dent (2016)
Gotoh Y et al, Biosci Microbiota Food Health (2020)
Takagi A et al, Gastroenterol Res Pract (2016)
Ogawa A et al, Lipids Health Dis (2014)
Takahashi S et al, Biosci Microbiota Food Health (2016)
Aihara K et al, J Am Coll Nutr (2005)
Komano Y et al, J Int Soc Sports Nutr (2018)
Kinoshita T et al, Food Funct (2019)
Kotani Y et al, Immun Ageing (2010)
Maruyama M et al, Int J Food Sci Nutr (2016)
Ishida Y et al, Biosci Biotechnol Biochem (2005)
Moroi M et al, J Dermatol (2011)
Kimura G et al, Arerugi (2012)
Hasegawa T et al, Biosci Biotechnol Biochem (2009)
Matsumoto M et al, Clin Exp Allergy (2007)

「便秘解消」「ダイエット」「免疫力アップ」
さまざまな健康効果を最大化する！
【善玉酵素】で腸内革命

著　者 ―― 國澤 純
編集人 ―― 新井 晋
発行人 ―― 倉次辰男
発行所 ―― 株式会社 主婦と生活社
〒104-8357　東京都中央区京橋3-5-7
TEL 03-3563-5136（編集部）
TEL 03-3563-5121（販売部）
TEL 03-3563-5125（生産部）
https://www.shufu.co.jp/
製版所 ―― 東京カラーフォト・プロセス株式会社
印刷所 ―― 大日本印刷株式会社
製本所 ―― 共同製本株式会社

ISBN 978-4-391-15567-9

落丁・乱丁の場合はお取り替えいたします。
お買い求めの書店か、小社生産部までお申し出ください。